T0197070

essentials

essentials liefern aktuelles Wissen in konzentrierter Form. Die Essenz dessen, worauf es als „State-of-the-Art" in der gegenwärtigen Fachdiskussion oder in der Praxis ankommt. *essentials* informieren schnell, unkompliziert und verständlich

- als Einführung in ein aktuelles Thema aus Ihrem Fachgebiet
- als Einstieg in ein für Sie noch unbekanntes Themenfeld
- als Einblick, um zum Thema mitreden zu können

Die Bücher in elektronischer und gedruckter Form bringen das Fachwissen von Springerautor*innen kompakt zur Darstellung. Sie sind besonders für die Nutzung als eBook auf Tablet-PCs, eBook-Readern und Smartphones geeignet. *essentials* sind Wissensbausteine aus den Wirtschafts-, Sozial- und Geisteswissenschaften, aus Technik und Naturwissenschaften sowie aus Medizin, Psychologie und Gesundheitsberufen. Von renommierten Autor*innen aller Springer-Verlagsmarken.

Andreas Wolfs

Systemisch-konstruktivistisches Interaktives Reasoning

Kommunikation und Beratung im Behandlungsprozess an Beispielen der Logopädie

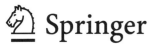 Springer

Andreas Wolfs
Neustadt, Deutschland

ISSN 2197-6708   ISSN 2197-6716 (electronic)
essentials
ISBN 978-3-662-68281-4   ISBN 978-3-662-68282-1 (eBook)
https://doi.org/10.1007/978-3-662-68282-1

Die Deutsche Nationalbibliothek verzeichnet diese Publikation in der Deutschen Nationalbibliografie; detaillierte bibliografische Daten sind im Internet über http://dnb.d-nb.de abrufbar.

Planung/Lektorat: Eva-Maria Kania
Springer ist ein Imprint der eingetragenen Gesellschaft Springer-Verlag GmbH, DE und ist ein Teil von Springer Nature.
Die Anschrift der Gesellschaft ist: Heidelberger Platz 3, 14197 Berlin, Germany

Das Papier dieses Produkts ist recyclebar.

Was Sie in diesem *essential* finden können

- Einführung in das interaktive Reasoning aus einem systemisch-konstruktivistischen Blickwinkel
- Einbezug von zwei sprachtherapeutischen Beispielen als Reflexionsebenen in die Betrachtung eines systemisch-konstruktivistisch ausgedeutetem interaktiven Reasonings
- Anregungen für eine teilhabe- und personenorientierte Gestaltung von Interaktionen im Behandlungssetting
- Einbezug der verschiedenen Behandlungsphasen in die Untersuchung der Unterschiedlichkeit von Kommunikation beziehungsweise Interaktion
- Ausführungen zur Bedeutung der Beratung in der medizinischen, pflegerischen und therapeutischen Behandlung

Inhaltsverzeichnis

1 Betrachtungsebenen 1

2 Betrachtungsebene 1: Systemisch-konstruktivistisch geprägtes
interaktives Reasoning 3
  2.1 Kommunikation im Rahmen des unbewussten interaktiven
      Reasonings 5
  2.2 Störungen im Kommunikationsprozess 10
  2.3 Beratung als besondere Form des interaktiven Reasonings 13
  2.4 Prospektives und retrospektives bewusstes interaktives
      Reasoning 17

3 Betrachtungsebene 2: Behandlungsphasen 19

4 Betrachtungsebene 3: Behandlungsbeispiele der Sprachtherapie 23
  4.1 Therapie einer Redeflussstörung im Kindesalter 24
  4.2 Therapie einer Stimmstörung im Erwachsenenalter 25

5 Bewusstes und unbewusstes interaktives Reasoning in der
Behandlung 27
  5.1 Startphase 27
      5.1.1 Strukturelle Koppelungen in der Startphase 29
      5.1.2 Viable Kommunikation in der Startphase 30
      5.1.3 Anschlussfähigkeit/Differenzerfahrung in der
              Startphase 31
      5.1.4 Autopoiese der Patient*innen in der Startphase 32
      5.1.5 Kommunikation ist Perturbation in der Startphase 32
      5.1.6 Deutung von Kommunikation in der Startphase 33
  5.2 Interventionsphase 34

5.2.1   Strukturelle Koppelungen in der Interventionsphase 36
5.2.2   Viable Kommunikation in der Interventionsphase 37
5.2.3   Anschlussfähigkeit/Differenzerfahrung in der
         Interventionsphase 38
5.2.4   Autopoiese der Patient*innen in der
         Interventionsphase 39
5.2.5   Kommunikation ist Perturbation in der
         Interventionsphase 40
5.2.6   Deutung von Kommunikation in der
         Interventionsphase 40
5.3   Abschlussphase 42
5.3.1   Strukturelle Koppelungen in der Abschlussphase 43
5.3.2   Viable Kommunikation in der Abschlussphase 44
5.3.3   Anschlussfähigkeit/Differenzerfahrung in der
         Abschlussphase 44
5.3.4   Autopoiese der Patient*innen in der Abschlussphase 45
5.3.5   Kommunikation ist Perturbation in der
         Abschlussphase 46
5.3.6   Deutung von Kommunikation in der Abschlussphase 46

Literatur 51

Über den Autor

Andreas Wolfs ist Logopäde (B.Sc.) und Erwachsenenbildner (M.A.). Er arbeitet als Lehrkraft für besondere Aufgaben an der Hochschule für angewandte Wissenschaft und Kunst (HAWK) Hildesheim / Holzminden / Göttingen und als Dozent. Aktuelle Themenschwerpunkte sind Management, Führung und Marketing in Gesundheitseinrichtungen, Beratung und Kommunikation in Therapie- und Pflegeberufen, systemisch-konstruktivistisches Clinical Reasoning in Therapie und Pflege sowie die systemisch-konstruktivistische Gestaltung von Lehr- / Lernsituationen in Lehre, Therapie und Pflege.

Betrachtungsebenen

> Das systemisch-konstruktivistisch geprägte interaktive Reasoning ermöglicht Ärzt*innen, Pfleger*innen und Therapeut*innen die in einer Behandlung stattfindenden Kommunikationsprozesse und Beratungssituationen situations- und personenorientiert zu analysieren und teilhabeorientiert zu gestalten.

In diesem essential wird den Leser*innen ein systemisch-konstruktivistisch geprägtes interaktives Reasoning vorgestellt. Im interaktiven Reasoning werden die Interaktionen der im Behandlungssystem verbundenen Personen betrachtet (Wolfs, 2022a, S. 9). Mithilfe der Systemtheorie wird die Bedeutung der Beziehungen der Beteiligten und unter dem Blickwinkel des Konstruktivismus die Aspekte des menschlichen Denkens, Erkennens und Urteilens (Simon, 2020, S. 12) in die Betrachtung einbezogen.

Die Analyse der im Behandlungssystem stattfindenden Interaktionen im interaktiven Reasoning erscheint analog der Analyse des Lernens und der Gestaltung von Lehr-/Lernsituationen im didaktischen Reasoning von hoher Relevanz, da Behandlungen eine Interaktion zwischen Patient*innen, deren Angehörigen und den beteiligten Ärzt*innen, Pfleger*innen und/oder Therapeut*innen darstellen und mittels Kommunikation Botschaften und Lerninhalte zwischen den Beteiligten transportiert werden.

In Kap. 2 wird die Kommunikation im Rahmen des interaktiven Reasonings betrachtet. Zu Beginn erfolgt zunächst eine kurze Vorstellung von Interaktion, Kommunikation und Gesundheitskommunikation. Im Anschluss werden unbewusst stattfindende Aspekte Abschn. 2.1 und mögliche Störungen im Kommunikationsprozess Abschn. 2.2 systemisch-konstruktivistisch ausgedeutet, bevor in Abschn. 2.3 die Beratung als eigene Form des interaktiven Reasonings untersucht wird. Anschließend wird in Abschn. 2.4 das bewusste interaktive Reasoning als Grundlage der Reflexion eingeführt.

Als zweite Betrachtungsebene wird in Kap. 3 die medizinische, pflegerische und therapeutische Behandlung in drei Phasen und sechs Handlungsebenen unterteilt und die jeweiligen Unterschiede bzw. Besonderheiten dargestellt.

Im Rahmen der dritten Betrachtungsebene werden in Kap. 4 zwei Behandlungsbeispiele aus der sprachtherapeutischen Praxis eingeführt, die den Leser*innen Reflexionsebenen für die Inhalte bieten sollen.

Abschließend werden in Kap. 5 die verschiedenen Ebenen miteinander verschränkt und das systemisch-konstruktivistisch gedeutete interaktive Reasoning auf die Behandlungsphasen bezogen.

Auf zwei weitere essentials im Kontext eines systemisch-konstruktivistischen Clinical Reasoning sei an dieser Stelle hingewiesen:

Als erstes ist das essential eines systemisch-konstruktivistisch ausgedeuteten Clinical Reasonings (Wolfs, 2022a) anzuführen. Dieses beinhaltet grundlegende Beschreibungen und Begriffsdefinitionen von systemischen und konstruktivistischen Sichtweisen. Zudem wird in die unterschiedlichen Aspekte des bewussten und unbewussten Reasonings eingeführt sowie Präsenz- und Telesetting beschrieben und voneinander abgegrenzt. Auf einige dieser Aspekte wird in diesem essential Bezug genommen.

Im zweiten essential wird das Didaktische Reasoning als weitere relevante Reasoning-Form neben dem in diesem essential betrachteten interaktiven Reasonings systemisch-konstruktivistisch ausgedeutet und anhand von sprachtherapeutischen Fallbeispielen in den verschiedenen Behandlungsphasen ausgedeutet (Wolfs, 2022b).

Der Informationsaustausch und das Wissen zu gesundheitlichen Themen gewinnt immer mehr an Bedeutung und wird von neuen Kommunikations- und Interaktionsmethoden beeinflusst (Baumann & Hurrelmann, 2014, S. 8). Im weiteren Verlauf ihrer Veröffentlichung bieten Baumann und Hurrelmann (2014, S. 13) die folgende, umfassende Definition von Gesundheitskommunikation:

> Gesundheitskommunikation bezeichnet die Vermittlung und den Austausch von Wissen, Erfahrungen, Meinungen und Gefühlen, die sich auf Gesundheit oder Krankheit, Prävention oder den gesundheitlichen Versorgungsprozess, die Gesundheitswirtschaft oder Gesundheitspolitik richten. Die Kommunikation kann auf interpersonaler, organisationaler oder gesellschaftlicher Ebene stattfinden und direktpersönlich oder medienvermittelt erfolgen. Gesundheitsbezogene Kommunikation schließt dabei alle Kommunikationsinhalte ein, die sich auf Gesundheit, Krankheit oder deren Determinanten beziehen; gesundheitsrelevante Kommunikation umfasst alle Formen symbolvermittelter sozialer Interaktion, die – auch unabhängig von der Intention der Kommunikationspartner – das Gesundheitsverhalten direkt oder indirekt beeinflussen, oder durch dieses initiiert werden (Baumann & Hurrelmann, 2014, S. 13).

Gesundheitskommunikation, wie hier für die Kommunikation im gesamten Gesundheitssystem definiert, umfasst wesentliche Aspekte, die auch im Behandlungssystem, also bei der Kommunikation von Ärzt*innen, Pfleger*innen und Therapeut*innen mit ihren Patient*innen und anderen Beteiligten der Behandlung, von Relevanz sind. Bei einer weiten Fassung des Kommunikationsbegriffes im Sinne eines „Kommunikation ist immer" (Watzlawick et al., 2017, S. 62) werden neben verbaler oder schriftlicher Formen der Kommunikation implizit

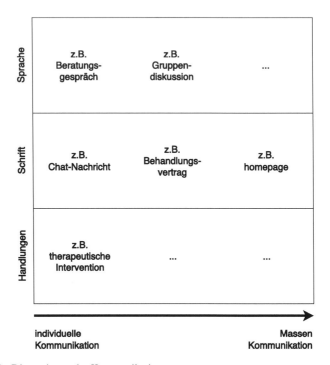

Abb. 2.1 Dimensionen der Kommunikation

auch alle nicht verbalen und nicht schriftlichen Aspekte als Teil der Kommunikation betrachtet. So haben letztlich alle im Behandlungssystem stattfindende Interaktionen und Handlungen kommunikative Aspekte und sind so Teil des interaktiven Reasonings. In den weiteren Betrachtungen dieses essentials werden daher Kommunikation und Interaktion synonym verwendet und beinhalten alle Aktivitäten von Informationsübertragungen zwischen Ärzt*innen, Pfleger*innen, Therapeut*innen, den Patient*innen und anderen Beteiligten der Behandlung. Im Folgenden wird die behandlungsinduzierte Kommunikation anhand der Achsen Medium und Individualität differenziert Abb. 2.1:

Medium
zur Unterteilung der Medien einer Kommunikation bzw. Interaktion können, bei aller Vereinfachung, Sprache, Schrift und Handlungen genannt werden.

Die Sprache kann beispielsweise in einem persönlichen Gespräch im Behandlungsraum, am Telefon oder in einer Videobehandlung eingesetzt werden. Gesprächspartner*innen der Ärzt*innen, Pfleger*innen und Therapeut*innen sind dabei sowohl die Patient*innen und deren Angehörige, als auch andere am Behandlungsprozess beteiligte Personen und Vertreter*innen von Institutionen wie zum Beispiel Krankenkassen oder der medizinische Dienst.

Die Schrift wird sowohl in organisatorischen Schriftstücken wie einer Behandlungs- bzw. Pflegevereinbarung, als auch in Aufklärungstexten zum vorliegenden Störungsbild, oder Anleitungen zu Übungen oder förderlichen Verhaltensweisen eingesetzt. Daneben kommt die Schrift auch verstärkt im Bereich der elektronischen Kommunikation mittels E-Mail oder Messenger-Diensten zum Einsatz. Dazu zählen auch Inhalte von Internetseiten oder Online-Foren zu Gesundheitsthemen.

Eigene Handlungen der Behandelnden können Aktivitäten aufseiten der Patient*innen oder deren Angehöriger evozieren. Handlungen sind, im Vergleich zu Sprache oder Schrift deutlich unspezifischer und unterliegen daher einer hohen Unsicherheit. Damit verbunden können sie leichter als sprachliche oder schriftliche Kommunikation Irritationen beim Gegenüber auslösen.

Individualität

Im Bereich der Individualität sind Kommunikationen nach der Anzahl der möglichen Empfänger zu unterscheiden. Hier ist an einem Ende der Skala das persönliche Einzelgespräch von Ärzt*innen, Pfleger*innen und Therapeut*innen mit ihren Patient*innen zu nennen. Am anderen Ende sind beispielsweise Massenkommunikationen wie Artikel in Zeitungen, Inhalte von Internetseiten oder Posts auf Internetplattformen aufzuzählen, deren Empfänger sowohl in der Anzahl als auch in deren Vorwissen und Zielsetzungen stark different sind.

2.1 Kommunikation im Rahmen des unbewussten interaktiven Reasonings

▰ Kommunikation ist der unbewusste oder bewusste, zielgerichtete Informationsaustausch von zwei oder mehr Personen.

Kommunikation braucht eine strukturelle Koppelung der Beteiligten	Kommunikation braucht sinnvolle / viable Inhalte	Können sich Kommunikationsinhalte an bestehendem Wissen anschließen, wird die Kommunikation vereinfacht

Abb. 2.2 Annahmen einer systemisch-konstruktivistischen Kommunikation

Im folgenden Abschn. 2.1 wird die Kommunikation eines unbewussten interaktiven Reasonings auf Basis von drei systemisch-konstruktivistischen Annahmen beschrieben Abb. 2.2:

Annahme zur systemisch-konstruktivistischen Kommunikation 1: Kommunikation braucht eine strukturelle Koppelung der Beteiligten
Strukturelle Koppelung beschreibt die Beziehung bzw. den Kontakt von zwei oder mehr geschlossener Systeme zueinander (Siebert, 2005, S. 78). Nach Maturana (1987, S. 94 f.) sind Menschen an sich, also auch die Beteiligten von Behandlungssystemen autopoietische, also in sich geschlossene Systeme. Wollen Ärzt*innen, Pfleger*innen oder Therapeut*innen in Kontakt zu ihren Patient*innen und deren Angehörigen treten und mit diesen kommunizieren, benötigen Sie eine strukturelle Koppelung. Grundlage der Koppelung sind gemeinsame Ziele und Interessen aller Beteiligten (Siebert, 2009, S. 94).

Die gekennzeichnete Fläche in Abb. 2.3 soll schematisch die strukturelle Koppelung der Patient*in mit der behandelnden Ärzt*in, Pfleger*in bzw. Therapeut*in beschreiben. Je größer die Überschneidung ist, desto größer ist das Wissen, das die beteiligten Personen voneinander haben und umso stärker ist die Bindung auf Basis gemeinsamer Ziele und Interessen.

Die Abbildung zeigt allerdings auch einen weiteren relevanten Aspekt: Neben der schraffierten Fläche existiert immer auch ein, in diesem Fall deutlich größerer Teil, der den anderen unbekannt ist. Entscheidungen oder Handlungen, die ihre Begründung aus diesen Anteilen resultieren, können die anderen Beteiligten des Behandlungssystems stören oder irritieren Abschn. 2.2, da sie von dem abweichen können, das auf Basis des Bekannten erwartbar gewesen wäre.

Abb. 2.3 Strukturelle
Koppelung ist die
Voraussetzung für
Kommunikation im
Behandlungssystem

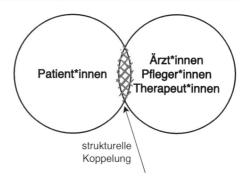

Annahme zur systemisch-konstruktivistischen Kommunikation 2: Kommunikation braucht sinnvolle/viable Inhalte
Menschen als in sich geschlossene Systeme haben die Tendenz, autopoietisch, also sich selbsterhaltend zu handeln (Maturana, 1987, S. 94 f.) Abschn. 2.2. Dies schließt ein, dass neue Informationen, die von außen auf das System treffen, als Störung „Perturbation" wahrgenommen werden (Simon, 2020, S. 78) und an der äußeren Hülle des Systems abprallen Abb. 2.4. Dies trifft auch auf Informationen zu, die Patient*innen im Rahmen einer Behandlung von ihren Ärzt*innen, Pfleger*innen oder Therapeut*innen erhalten.

Erst wenn die Patient*innen den Neuigkeiten eine Relevanz zuschreiben, besteht die Möglichkeit, dass das Wissen „eingelassen wird" und so das bestehende

Abb. 2.4 Informationen
und Kommunikationsinhalte
sind Perturbationen

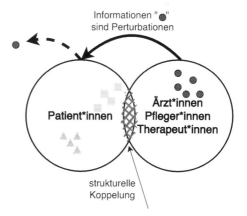

Wissens- und Informationsnetz verändern kann (Siebert, 2012, S. 30). Die Abwägung, ob der einzelne Kommunikationsinhalt sinnvoll „viable" ist, treffen nicht die Ärzt*innen, Pfleger*innen oder Therapeut*innen. Die Entscheidung liegt einzig bei den Patient*innen, die eventuell durch die Meinungen von Angehörigen oder Freunden beeinflusst werden, insbesondere wenn die strukturellen Koppelungen zu diesen stärker sind als die zu den Behandelnden.

Annahme zur systemisch-konstruktivistischen Kommunikation 3: Können sich Kommunikationsinhalte an bestehendem Wissen anschließen, wird die Kommunikation vereinfacht
Der Sinn „die Viabilität" allein reicht häufig nicht aus, dass neue Informationen das bereits vorhandene Wissen und den daraus resultierenden Blick in die Welt der Patient*innen und deren Angehöriger zu ändern und zu ergänzen. Selbst bei erfolgreich aufgebauter struktureller Koppelung und gemeinsamen Zielen benötigen diejenigen, die die Informationen wahrnehmen, also in erster Linie die Patient*innen, zusätzliche Unterstützung. Eine solche Hilfestellung kann es sein, dass sich die neuen Informationen an etwas Bekanntem anschließen und sich gleichzeitig von dem unterscheiden, was abgespeichert ist (Siebert, 2015, S. 101) Abb. 2.5.

Die Anschlussfähigkeit von Inhalten in einem Gespräch kann von Ärzt*innen, Pfleger*innen und Therapeut*innen beispielsweise dadurch gefördert werden, dass sie Themen aus der Erfahrungswelt der Patient*innen nutzen, um notwendige Fachinhalte vorzustellen. Relevant ist hier, dass sie dabei darauf achten, auch tatsächlich,

Abb. 2.5 Informationen die anschlussfähig sind und eine Differenz bieten werden besser integriert

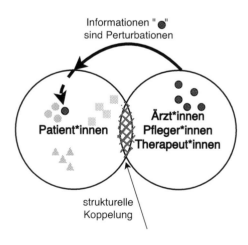

aus Sicht der Patient*innen, neue Informationen zu kommunizieren, da sonst die Differenz zu dem Bekannten fehlt und die Informationen abgewiesen werden. Gerade bei notwendigen Änderungen im Verhalten können Patient*innen, die diese Änderung eventuell auch nicht zum ersten Mal hören, die neuen Informationen schnell als bekannt abtun und so die Veränderung des eigenen Wissensnetzes verweigern.

Transfer in die Praxis

Kommunikation ist elementarer Bestandteil jeder Behandlung. Dabei kann sie nur gelingen, wenn die Beteiligten am Behandlungssystem miteinander eine strukturelle Koppelung auf Basis gemeinsamer Ziele und Interessen eingehen. Ziel nahezu jeder Behandlung ist die Veränderung des Gesundheitszustandes. Dies impliziert auch eine hohe Wahrscheinlichkeit, dass sich die anfänglichen Ziele und Interessen der Patient*innen, aber auch von den Angehörigen im Laufe der Behandlung verändern. Mit einer solchen Änderung können sich auch die aus Sicht der Patient*innen sinnvoll erscheinenden Kommunikationsinhalte wandeln.

Dieses geschieht selten explizit, sondern häufig unausgesprochen. Ärzt*innen, Pfleger*innen und Therapeut*innen müssen mittels Metakommunikation, also dem Sprechen über das Sprechen, bestmöglich sicher stellen, Behandlungsziele und die (kommunikativen) Interventionen einerseits sowie die Anschlussfähigkeit der Kommunikation andererseits immer wieder an die aktuellen Vorstellungen der Patient*innen anzupassen.

Im Kontext der Zielfindung zu Beginn einer Behandlung ist für Ärzt*innen, Pfleger*innen und Therapeut*innen zu bedenken, dass diese Gespräche zu einem Zeitpunkt stattfinden, in dem die strukturellen Koppelungen mit den Patient*innen und deren Angehörigen noch kaum ausgeprägt sind. So erscheint es etwas wie die Quadratur des Kreises, wenn die Zielvereinbarung einer strukturellen Koppelung bedarf und gleichzeitig eine belastbare strukturelle Koppelung gemeinsame Ziele erfordert. Die Behandelnden benötigen hier besonderes Fingerspitzengefühl, um nicht direkt zu Beginn der Behandlung Störungen zu evozieren, die einem Behandlungsfortschritt dauerhaft stören oder gar verhindern können.

2.2   Störungen im Kommunikationsprozess

▶   Ein systemisch-konstruktivistischer Blickwinkel beleuchtet vielfältige
Aspekte der Kommunikation allgemein und in der Behandlungskom-
munikation im Speziellen und bietet neben viablen Beschreibungen
von Störungen auch Ansatzpunkte, diese lösen zu können.

Mögliche Störungen in der Kommunikation werden in diesem Kapitel auf
Basis drei weiterer systemisch-konstruktivistisch geprägter Annahmen betrachtet
Abb. 2.6:

**Annahme zur systemisch-konstruktivistischen Kommunikation 4: Die Auto-
poiese kann die Kommunikation behindern**
Wie in Abschn. 2.1 angedeutet sind Menschen in sich geschlossene Systeme, deren
Handeln darauf ausgerichtet ist, sich selbst zu erhalten (Maturana, 1987, S. 94 f.).
Dies hat einerseits zur Folge, dass Kommunikation, die ja einen Austausch mit ande-
ren Menschen impliziert, als Störung des eigenen Systems empfunden wird, und
andererseits diese Kommunikationsimpulse von außen im eigenen System lediglich
Veränderungen anregen können (Simon, 2020, S. 78). Dieses Anregen bedeutet, dass
es nicht die Kommunikationsimpulse selber sind, sondern die Wahrnehmungen der
Empfänger*innen, die Veränderungen auslösen können.

Ob sich, im Rahmen von Behandlungen, die Patient*innen verändern und,
noch wichtiger, ob diese Veränderungen nachhaltig sind, können die behandelnden
Ärzt*innen, Pfleger*innen und Therapeut*innen, obwohl sie Teil des Behandlungs-
systems sind, lediglich von außen beobachten, da diese Veränderungen innerhalb des
Systems der Patient*innen geschieht. Die Behandelnden sind angewiesen auf die
Interpretation von Äußerungen und den eigenen Beobachtungen der Patient*innen
Abb. 2.7.

Die Autopoiese kann die Kommunikation behindern	Patient*innen können nur begrenzt mit den Perturbationen der Kommunikation umgehen	Kommunikation wird von den Patient*innen gedeutet und kann anders verstanden / angeschlossen werden als intendiert

Abb. 2.6 Annahmen zu Kommunikationsstörungen aus einem systemisch-
konstruktivistischen Blickwinkel

Abb. 2.7 Behandelnde können Patient*innen lediglich beobachten

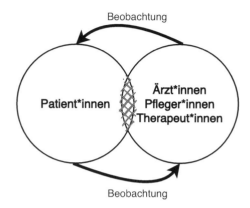

Gleiches gilt auch für Patient*innen, die Ärzt*innen, Pfleger*innen und The-rapeut*innen ebenfalls lediglich von außen beobachten und so die Beweggründe der Behandelnden für die jeweilige Intervention auch nur interpretieren können. Zur Vermeidung von Irritationen, die wiederum die Autopoiese der Patient*innen weiter verstärken könnten, erscheint es notwendig, dass die Behandelnden ihre jeweiligen Behandlungsinhalte kommunikativ begleiten und diese Ausführungen anschlussfähig für die Patient*innen gestalten.

Annahme zur systemisch-konstruktivistischen Kommunikation 5: Patient*innen können nur begrenzt mit den Perturbationen der Kommunikation umgehen

Reize von außen, aus der Umwelt, sind für geschlossene Systeme Störungen (Simon, 2020, S. 78). Kommunikationsinhalte oder die Interaktionen innerhalb eines Behandlungssystems lösen aus diesem Blickwickel zunächst Widerstände bei den empfangenden Personen aus. Dies betrifft sowohl die Patient*innen und deren Ange-hörige als auch die behandelnden Ärzt*innen, Pfleger*innen und Therapeut*innen. Eine Besonderheit am Behandlungssetting ist dabei, dass die Behandelnden Situa-tionen erleben, die sie, bei entsprechender Berufserfahrung, bereits häufig erlebt haben und die daher wenig neue Reize bieten. Die Patient*innen und deren Ange-hörige hören und lesen währenddessen Informationen, die für sie häufig neu und gleichzeitig lebensverändernd sind. Zudem treten diese Störungen, zum Beispiel bei Unfällen, plötzlich und unvermittelt auf, sodass keine Vorbereitung oder Gewöh-nung stattfinden kann. Gemeinsam mit der Menge und Häufigkeit können die Bedeutsamkeit und Unvermitteltheit der neuen Informationen bewirken, dass die

Patient*innen und deren Angehörige „dicht" machen und sich so komplett gegen neue Kommunikationsinhalte verschließen.

Um sicher zu stellen, dass Behandlungsinhalte nicht an der Außenhülle abprallen Abb. 2.4, sondern von den Patient*innen angenommen werden und so zu Behandlungsfortschritten führen können, benötigen die Behandelnden ein Gespür für die aktuelle Perturbationstoleranz ihrer Patient*innen. Es gilt Art, Menge und Inhalte der eigenen Kommunikation an die jeweiligen Bedürfnisse und Störungstoleranzen der anderen Personen des Behandlungssystems anzupassen. Wichtig dabei: Auch hier können Ärzt*innen, Pfleger*innen und Therapeut*innen die Patient*innen lediglich von außen beobachten Abb. 2.7.

Annahme zur systemisch-konstruktivistischen Kommunikation 6: Kommunikation wird von den Patient*innen gedeutet und kann anders verstanden/ angeschlossen werden als intendiert

Grundlegend für die Integration neuer Informationen ist das Erkennen einer Sinnhaftigkeit in den Aussagen Abschn. 2.1. Gleichzeitig wird die Aufnahme, bzw. Umwandlung der äußeren Reize ins interne Wissensumfeld gefördert, wenn es sich an bestehendem Wissen anschließen kann Abschn. 2.1. Bei Integration bzw. Anschluss können diese Informationen den Handlungsspielraum „die Kontingenz" der beteiligten Personen verändern. Von Relevanz an dieser Stelle ist, dass Ärzt*innen, Pfleger*innen und Therapeut*innen von außen nicht beeinflussen können, an welchem Wissen die Patient*innen das „Neue" anschließen. So ist es letztlich das biographische Wissen, dass darüber entscheidet, ob und wo die Informationen angeschlossen werden oder, ob das Neue aufgrund fehlender Anschlussfähigkeit abgewiesen wird. Gleichzeitig können sich die Handlungsspielräume der Patient*innen anders als gewünscht verändern, oder unverändert bleiben (Baumfeld et al., 2009, S. 14).

Obige Ausführungen weisen auf die Bedeutsamkeit einer gefestigten strukturellen Koppelung hin, die ihre Basis neben gemeinsamen Zielen auch in gemeinsamen Interessen und biographischem Wissen hat. Je mehr die Behandelnden über die Interessen und, verallgemeinert gesprochen, vom Leben ihrer Patient*innen und deren Angehörigen haben, desto eher können sie die Kontingenz „den Handlungsspielraum" der zu Behandelnden korrekt einschätzen.

Bei allem Wissen bleiben die Behandelnden aber immer in der unsicheren Position der Beobachtenden Abb. 2.7 und müssen anhand der Reaktionen bzw. Aktivitäten der Patient*innen Rückschlüsse darüber ziehen, ob die vorgestellten Behandlungsinhalten wie intendiert angeschlossen werden.

Transfer in die Praxis

Werden Patient*innen als in sich geschlossene Systeme betrachtet, die primär auf den Selbsterhalt ausgerichtet sind, wird deutlich, dass allein schon der Grund aus dem diese in das Behandlungssystem eingetreten sind, egal ob es ein Unfall oder eine Erkrankung ist, eine Störung „eine Perturbation" darstellt. Geben nun die Behandelnden Informationen, z. B. zur Diagnose oder den Maßnahmen, stellen diese Kommunikationsinhalte erneute Störungen dar. Gleichzeitig benötigen Patient*innen Informationen, die Differenzerfahrungen bieten, also stören, um diese Inhalte wahr zu nehmen und ins eigene Wissen zu integrieren. Berichten die Behandelnden nur von Dingen, die die Patient*innen bereits kennen, oder vermeintlich kennen, verpuffen diese Informationen und werden zurück gewiesen.

Ist nun, insbesondere zu Beginn der Behandlung gleichzeitig auch noch die strukturelle Koppelung, also die Grundlage der gesamten Behandlung, frisch und wenig ausgeprägt, kann es einem Balanceakt gleichen, bei den Patient*innen einerseits die strukturelle Koppelung durch gemeinsame Ziele und Interessen zu festigen und anderseits die Informationen durch Differenzerfahrungen anschlussfähig zu gestalten.

Zudem bestimmen die Kontingenzen „die Handlungsspielräume" der Patient*innen und der Behandelnden die jeweiligen Interaktionen. Aufseiten der Ärzt*innen, Pfleger*innen und Therapeut*innen umfasst dies beispielsweise die Intervention und die Art, wie die Inhalte der Intervention aufbereitet werden. Aufseiten der Patient*innen bestimmt der Handlungsspielraum ob und an welcher Stelle die neuen Informationen Veränderungen auslösen.

Letztlich ist so nachvollziehbar, dass Störungen in der Kommunikation, wird diese aus einer systemisch-konstruktivistischen Perspektive betrachtet, normal erscheinen und Ärzt*innen, Pfleger*innen und Therapeut*innen in ihrer professionellen Haltung Ideen und Fähigkeiten benötigen, mit diesen zielgerichtet und personenorientiert umzugehen.

2.3 Beratung als besondere Form des interaktiven Reasonings

▷ Beratungssituationen gehören zu jeder Behandlung und sind Teil der ärztlichen, pflegerischen und therapeutischen Kommunikation.

Zur Einführung in die Beratung soll zunächst, in aller Kürze, Beratung im Allgemeinen eingeführt werden, um anschließend behandlungsinduzierte Beratungen im Speziellen vorzustellen. Abschließend sollen Fach- und Prozessberatung voneinander unterschieden werden.

Beratung ist ein Begriff des täglichen Sprachgebrauchs. Ob unter Freund*innen, beim Einkauf hochwertiger Gegenstände oder im professionellen Setting zur Unterstützung von Lebensentscheidungen erscheint Beratung selbstverständlich und allgegenwärtig. Umfassend beschreibt unter anderem Steiner (2009, S. 9) das „Phänomen" Beratung:

> Beratung ist in der modernen Gesellschaft ein Phänomen von weitreichender Bedeutung. In nahezu allen Lebenslagen wird Beratung nachgefragt und angeboten. Beratung zielt auf richtige Ernährung, effiziente Unternehmensführung, politische Einflussnahme, auf erholsames Reisen, schöneres Wohnen, nachhaltiges Verbrauchen, korrektes Versteuern und gewinnbringendes Anlegen, effizientes Studieren, auf verantwortungsvolles Erziehen und krisenfeste Ehen (Steiner, 2009, S. 9).

Die Vielfältigkeit der dargestellten Beratungsdienstleistungen lässt einen ersten Bezug von Beratung und Kommunikation erkennen. Deutlicher wird dies, wenn aus den vielfältigen Beschreibungen der unterschiedlichen Beratungskontexte nachstehend die Aussagen von Grohnfeld (2016, S. 232) aus dem therapeutischen Bereich betrachtet werden:

> Unter Beratung versteht man eine fachliche Information, Unterstützung oder praktische Anleitung mit dem Ziel, eine umschriebene Aufgabe bzw ein damit einhergehendes Problem zu lösen, sich der Lösung anzunähern oder Hilfestellungen bei einer subjektiv befriedigenden Bewältigung zu finden (Grohnfeldt, 2016, S. 232).

Mit diesen Aussagen wird deutlich, dass Beratung aus Kommunikation oder Interaktionen besteht. Anders formuliert: Beratung ist eine Form der Kommunikation. Konkreter formuliert erscheint bereits die Beantwortung bzw. der Umgang mit Fragen der Patient*innen eine Beratungssituation darzustellen.

Des Weiteren lässt die Beschreibung aus dem therapeutischen Bereich erkennen, dass Beratung auch im Gesundheitswesen und so letztlich auch innerhalb von Behandlungssystemen angekommen ist. Dies liegt nicht zuletzt an dem von Sonntag et al. (2017, S. 78) beschriebenen „Paradigmenwechsel weg von der paternalistischen hin zur partnerschaftlichen Beziehungsgestaltung der Akteure" innerhalb des Behandlungssettings.

Bewusst verzichtet werden soll an dieser Stelle auf eine Auseinandersetzung, beziehungsweise auf den Versuch einer Abgrenzung von Beratung und Coaching.

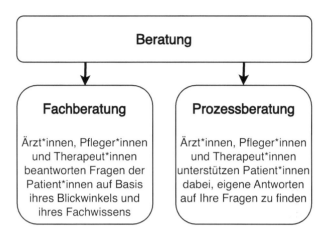

Abb. 2.8 Fachberatung und Prozessberatung

Beide Begriffe sind vielfältig beschrieben und der Mehrwert einer Differenzierung erscheint zu gering, als dass sie bei der Kürze des essentials angemessen erscheint. So bleibt es bei diesem essential bei der einheitlichen Nutzung des Begriffes „Beratung".

Von größerer Relevanz ist die Unterscheidung von Fachberatung und Prozessberatung. Herdlitzka (2014, S. 51) beschreibt prägnant, dass in der Fachberatung die Berater*innen Fragen beantworten und in der Prozessberatung die Berater*innen die Patient*innen bzw. Klient*innen die eigenen Antworten finden lassen Abb. 2.8.

Diese Betrachtung lässt den Rückschluss zu, dass die Prozessberatung im Vergleich zur Fachberatung einen größeren Einbezug der Wünsche und Bedürfnisse der Patient*innen ermöglicht und so bedeutsamere, anschlussfähigere und dadurch wirksamere Ergebnisse hervorbringen kann. Auch in Themenfeldern, in denen die Behandelnden eine hohe Fachkompetenz haben und daher die Fragen der Patient*innen direkt beantworten könnten, erscheint es zielführender, die Patient*Innen bei der Suche nach ihren individuellen Lösungsansätzen zu unterstützen.

Es erscheint zeitlich länger zu dauern, Patient*innen beim Finden ihrer eigenen Lösungsansätze zu begleiten, als ihnen eine Lösung vorzugeben. Systemisch-konstruktivistisch betrachtet wiegt die höhere Anschlussfähigkeit den höheren Zeitaufwand allerdings in vielen Fällen mehr als auf.

Transfer in die Praxis

In der ärztlichen, pflegerischen und therapeutischen Behandlung sind Beratungssituationen allgegenwärtig. Thematisch sind dabei sowohl behandlungsspezifische als auch unspezifische Themen zu unterscheiden.

Insbesondere bei länger andauernden Behandlungsphasen, wie beispielsweise in Therapie und Pflege häufig üblich, aber auch in Ärzt*innen-/Patient*innen-Beziehungen möglich, sehen sich die Behandelnden immer wieder Fragen der Patient*innen ausgesetzt, die außerhalb des eigenen Fachbereiches liegen. Hier müssen die Behandelnden entscheiden, ob sie den Lösungsprozess der Patient*innen mittels Prozessberatung unterstützen wollen, oder, insbesondere bei anderen Krankheits- und Störungsbildern, auf entsprechende Expert*innen verweisen sollten. Antworten die Behandelnden als „Privatpersonen" mit ihrer eigenen Meinung besteht die Gefahr, dass die Patient*innen die Aussagen dennoch als Expert*innen-Meinung wahrnehmen und so den Bemerkungen fehlerhafte Bedeutungen beimessen.

Auch bei vorhandener Fachkompetenz erscheint die Prozessberatung, also die Begleitung der Patient*innen auf ihrem individuellen Behandlungsweg, förderlich für die Anschlussfähigkeit Abschn. 2.1 der Behandlungsinhalte einerseits und anderseits, noch grundlegender, unterstützend für die Ausbildung einer tragfähigen strukturellen Koppelung Abb. 2.3 und dem Finden von viablen Inhalten. Die Behandelnden müssen allerdings, neben den zuvor geäußerten zeitlichen Aspekten, die Notwendigkeit einer hohen inhaltlichen Flexibilität in der Behandlungsgestaltung bedenken, da die durch die Patient*innen gefundenen Lösungen oder Ziele durchaus von denen der Behandelnden abweichen können.◄

2.4 Prospektives und retrospektives bewusstes interaktives Reasoning

≫ Bewusste medizinische, pflegerische oder therapeutische Kommunikation im Rahmen des interaktiven Reasonings bietet die Chance, die jeweilige Interaktion zu reflektieren.

Die in Abschn. 2.1 und 2.2 beschriebenen Aspekte des interaktiven Reasonings, also die Kommunikation und Interaktion innerhalb der Behandlungssysteme, findet, bei aller Unterschiedlichkeit, überwiegend unbewusst, das heißt automatisch statt. Fragt man Ärzt*innen, Pfleger*innen oder Therapeut*innen nach konkreten Elementen oder dem „Warum sie etwas gesagt haben?" müssen die Behandelnden sich die Inhalte erst bewusst machen, um diese zu reflektieren und so die Frage beantworten zu können. Bewusste Kommunikation oder bewusstes interaktives Reasoning ist somit die Voraussetzung für die Reflexion, die wiederum wesentlich für die persönliche Entwicklung der Behandelnden ist. Dieses bewusste Reasoning kann dabei retrospektiv, also auf vergangene Interaktionen, oder prospektiv, auf zukünftige Interaktionen angewendet werden.

Der Blick zurück: Retrospektives bewusstes interaktives Reasoning
Der Blick zurück bezieht sich auf vergangene Kommunikationen bzw. Interaktionen. Dies ermöglicht es den Behandelnden zu erkennen, welche „vergangenen" Kommunikationsinhalte zu welchen „aktuellen" Behandlungsergebnissen bei den jeweiligen Patient*innen geführt haben.

Der Blick nach vorne: Prospektives bewusstes interaktives Reasoning
Im prospektiven Reasoning geht es um den Übertrag von Bekanntem auf zukünftige Behandlungen. Auf Basis der eigenen Erfahrung wird adaptiert, welche Kommunikationsinhalte sich bei zukünftigen Situationen beispielsweise als viabel oder anschlussfähig erweisen könnten, beziehungsweise eine ausreichende und behandlungsförderliche Differenzerfahrung bieten.

Transfer in die Praxis

Die Reflexion der Kommunikation in einem Behandlungssystem ist wesentlich, um die eigenen Fähigkeiten als Behandelnde*r und so letztlich die Personenorientierung weiter zu entwickeln. Dies erscheint umso gewichtiger, als das in einer Behandlung, in der Inhalte durch die Evidenzorientierung der Medizin, Pflege und Therapie vorgegeben sind, die Kommunikation einen relevanten und gleichzeitig höchst individuellen Aspekt darstellt.

Die Kombination aus der retrospektiven Betrachtung und dem prospektiven Übertrag der Erkenntnisse auf zukünftige Behandlungssituationen erscheint eine zielführende Kombination zur Weiterentwicklung der eigenen kommunikativen Fähigkeiten.

Die Reflexion kann dabei als Eigenflexion oder gemeinsam mit Kolleg*innen in einer kollegialen Beratung oder auch im Rahmen einer Supervision erfolgen. Unabhängig vom Setting kann die Reflexion mittels Leitfragen strukturiert und unterstützt werden. Nachstehend in Anlehnung an Veröffentlichungen zum didaktischen Reasoning aus 2018 und 2020 eine Auswahl möglicher Fragen zum interaktiven Reasoning (Wolfs, 2018, S. 125, 2020, S. 262 ff.):

Retrospektiv:

- Welche eigenen Kommunikationsinhalte haben sich förderlich beziehungsweise hinderlich für die strukturelle Koppelung mit den Patient*innen und deren Angehörigen erwiesen?
- Welche Interaktionen zeigten eine Anschlussfähigkeit bei gleichzeitig förderlicher Differenzerfahrung?
- Wie wurden die Beratungssituationen gestaltet? Eher als Fachberatung oder wurden die Patient*innen mittels Prozessberatung angeregt, ihre eigenen Weg zu finden?

Prospektiv:

- Welche Interaktionen sind geplant und welche voraussichtliche Anschlussfähigkeit besitzen sie?
- Welche Gesprächsinhalte liegen voraussichtlich im Interessensbereich der Patient*innen und können so die strukturelle Koppelung fördern?
- Wie wird voraussichtlich die Perturbationstoleranz der Patient*innen und ihrer Angehörigen sein?

Betrachtungsebene 2: Behandlungsphasen

3

> Die Unterteilung der Behandlung in drei Phasen bietet die Möglich-
> keit Besonderheiten und Unterschiede der Kommunikation in den
> jeweiligen Behandlungssituationen hervorzuheben.

Die Behandlungsphasen und deren Bedeutung für die Behandlung wurden bereits im *essential* zum didaktischen Reasoning eingeführt und genutzt (Wolfs, 2022b). Daher an dieser Stelle lediglich eine kurze Zusammenfassung:

Auf Basis der Sichtung von Literatur verschiedenster sprachtherapeutischer Störungsbilder erfolgte in 2019 der Vorschlag einer Einteilung der Behandlung in drei Phasen mit jeweils mehreren, identischen Handlungsebenen (Wolfs, 2019). Dieses Vorgehen erscheint, bei aller zeitlicher und inhaltlicher Unterschiedlichkeit der ärztlichen, pflegerischen und therapeutischen Behandlungen, auch für die Betrachtung der Kommunikationen in diesen Kontexten viabel.

Behandlungsphasen

Jede Behandlung hat einen Anfang, ein Ende und in der Zwischenzeit finden ärztliche, pflegerische und therapeutische Interaktionen statt. Es erscheint nur folgerichtig, diese drei Phasen separat zu betrachten Abb. 3.1.

In der Startphase bauen Ärzt*innen, Pfleger*innen und Therapeut*innen zunächst die notwendigen strukturellen Koppelungen mit Patient*innen, deren Angehörigen und anderen relevanten Beteiligten der Behandlung auf. Gleichzeitig müssen die anfänglichen Zielvereinbarungen zwischen den Beteiligten des Behandlungssystems getroffen werden. Zu berücksichtigen ist, dass sowohl die Behandlungsserie in Gänze, als auch jeder einzelne Behandlungstermin eine Startphase aufweist, sodass

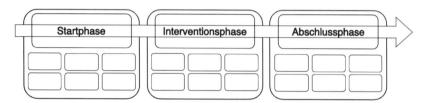

Abb. 3.1 Behandlungsphasen mit angedeuteten Handlungsebenen

sowohl die strukturelle Koppelung, als auch die Behandlungsziele regelmäßig überprüft werden „müssen".

Während der Interventionsphase findet der wesentliche Teil der eigentlichen Behandlung statt. Hier gilt es, die leitlinienorientierten Inhalte mittels individueller Kommunikation zu personalisieren und so eine personenorientierte Behandlung zu gestalten.

Die Abschlussphase steht im Zeichen der Entkoppelung der Behandelnden von den Patient*innen und anderen am Behandlungssystem beteiligter Personen. Dies erscheint notwendig um sicher zu stellen, dass die Patient*innen darauf vorbereitet werden, zukünftig ohne die Unterstützung der „noch" behandelnden Ärzt*innen, Pfleger*innen und Therapeut*innen auszukommen. Die Abschlussphase erfolgt dabei sowohl zum Ende der gesamten Behandlungsserie, als auch, in einem geringeren Umfang, zum Ende jeder einzelnen Behandlungseinheit.

Handlungsebenen innerhalb der Behandlungsphasen
Jede der drei Behandlungsphasen ist gekennzeichnet von Kommunikation, deren Deutung auf unterschiedlichen Ebenen vorgenommen werden kann. In diesem *essential* sollen hierzu die in Abschn. 2.1 und 2.2 ausgeführten Beschreibungen eines systemisch-konstruktivistische ausgedeuteten interaktiven Reasonings dienen Abb. 3.2.
Nachstehend eine kurze Beschreibung der einzelnen Ebenen. Ausführlich werden sie in Abschn. 2.1 und 2.2 vorgestellt.

Strukturelle Koppelungen basieren auf gemeinsamen Interessen und Zielen aller am Behandlungsprozess beteiligter Personen und sind Voraussetzung für eine erfolgreiche Behandlung. Die strukturelle Koppelung wird zu Beginn der

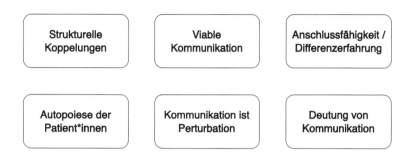

Abb. 3.2 Handlungsebenen der drei Behandlungsphasen

Behandlungsserie erstmals initiiert und muss im Verlauf seitens der Ärzt*innen, Pfleger*innen und Therapeut*innen immer wieder erneuert werden.

Viable Kommunikation beinhaltet die aus Sicht der Patient*innen und deren Angehörigen relevanten und nutzbaren Informationen. Wird der Nutzen nicht erkannt, verpufft die Kommunikation und prallt, bildlich gesprochen, an der Außenhülle des Systems Patient*in ab Abb. 2.4.

Anschlussfähigkeit und Differenzerfahrung beschreiben, dass Kommunikationsinhalte, die sich an etwas Bekanntem anschließen, leichter von den Patient*innen angenommen und verarbeitet werden können Abb. 2.5. Gleichzeitig müssen sich die Neuigkeiten von dem unterscheiden, was bekannt ist, da sonst der „Kenn ich schon" Effekt zum Tragen kommt und die Information abgelehnt wird.

*Autopoiese der Patient*innen* bedeutet, dass Menschen als geschlossene Systeme zunächst allem Neuen gegenüber verschlossen sind und sich nur aus sich selbst heraus verändern können. Das heißt für Ärzt*innen, Pfleger*innen und Therapeut*innen, dass sie sich nicht sicher sein können, ob ihre Informationen, obwohl sie relevant und anschlussfähig sind, von den Patient*innen angenommen werden.

Kommunikation ist Perturbation heißt für die behandelnden Ärzt*innen, Pfleger*innen und Therapeut*innen, dass sie ein Gespür für die bei den Patient*innen und deren Angehörigen vorhandene Perturbationstoleranz haben müssen. Dazu zählt, wie viele Störungen haben bereits auf die Systeme der Betroffenen eingewirkt und sind sie, die Patient*innen, in der Lage, noch weitere Impulse zu verarbeiten.

Ist die Toleranzgrenze überschritten, werden die Kommunikationsimpulse, unabhängig von ihrer Viabilität, abgewiesen. Die gleichen „Regeln" gelten auch für die Behandelnden: Ärzt*innen, Pfleger*innen oder Therapeut*innen kommunizieren im Laufe des Arbeitstages mit vielen Menschen und sind so vielfältigen Perturbationen ausgesetzt. In jeder Behandlungssituation müssen sich so auch diese Beteiligte des Behandlungssystems ihrer eigenen Perturbationstoleranz bewusst sein, beziehungsweise sich mittels bewusstem interaktiven Reasonings Abschn. 2.4 bewusst machen.

Die Deutung von Kommunikation nehmen allein die Empfangenden der Nachrichten vor. Unabhängig davon, welche Intentionen und Inhalte die Ärzt*innen, Pfleger*innen und Therapeut*innen ihren Aussagen und Interaktionen beimessen, entscheiden die Patient*innen und deren Angehörige auf Basis ihrer individuellen Kontingenzen „ihrer Handlungsspielräume" wie sie diese Informationen deuten.

Transfer in die Praxis

Für Ärzt*innen, Pfleger*innen und Therapeut*innen ist die professionelle Kommunikation Alltag und wird an jedem Arbeitstag vielfältig durchgeführt. Dabei kommunizieren sie mit Patient*innen und deren Angehörigen zum einen mittels unterschiedlichster Medien (E-Mail, Brief, telefonisch, persönlich). Zum anderen ist jede*r Patient*in in einer individuellen Situation, befindet sich in einer bestimmten Phase der Behandlung und benötigt so eine personalisierte Ansprache. Dies gilt es durch die Behandelnden sicher zu stellen.

Eine weitere Komplexität bietet die Tatsache, dass die drei Behandlungsphasen sich einerseits in der Behandlungsserie darstellen und andererseits auch in jedem einzelnen Termin wiederspiegeln. Zu Beginn jedes Termins sind die strukturelle Koppelung und die Zielstellung zu überprüfen um sicher zu stellen, dass die während der Behandlungseinheit vorzunehmenden Beratungen und Kommunikationen personenzentriert aufbereitet werden können.

Betrachtungsebene 3: Behandlungsbeispiele der Sprachtherapie

4

Im essential zum didaktischen Reasoning (Wolfs, 2022b) wurde neben den Behandlungsphasen Kap. 3 ebenfalls Behandlungsbeispiele aus der Sprachtherapie vorgestellt und als Reflexionsfläche eines systemisch-konstruktivistisch ausgedeutetem interaktiven Reasonings genutzt. Zur Sicherstellung einer Vergleichbarkeit der Betrachtung der beiden Reasoningformen wird an dieser Stelle identisch vorgegangen und dieselbe Strukturierung mittels der sechs Komponenten der ICF-Domänen gewählt.

Die ICF, also die internationale Klassifikation der Funktionsfähigkeit, Behinderung und Gesundheit, wurde von der Weltgesundheitsorganisation auf Basis des bio-psycho-sozialen Gesundheitsmodells ausformuliert (DIMDI, 2005, S. 4). Dieses Modell wiederum verbindet erstmalig biologische und psychische Aspekte und stellt so systemische Zusammenhänge von Gesundheit und Krankheit dar (Egger, 2015, S. 53). So scheint dieses systemisch orientierte Gesundheitsmodell folgerichtig, um es im essential zu einem systemisch-konstruktivistisch gedeutetem interaktiven Reasonings zu nutzen.

Die sechs Komponenten sind personenbezogene Faktoren, das Gesundheitsproblem, die Körperfunktionen und -strukturen, Aktivitäten, Partizipation/Teilhabe und Umweltfaktoren (DIMDI, 2005, S. 23).

Personenbezogene Faktoren beziehen relevante Informationen wie eventuell das Alter in die Betrachtung ein (DIMDI, 2005, S. 17). Im Bereich Gesundheitsprobleme werden vorhandene Krankheiten und Verletzungen dargestellt (DIMDI, 2005, S. 9). Als Körperfunktionen und -strukturen gelten sowohl die physischen Organe und Körperteile als auch psychologische Aspekte (DIMDI, 2005, S. 16). Unter Aktivitäten werden Handlungen und das Erfüllen von Aufgaben zusammengefasst (DIMDI, 2005, S. 16). Die Partizipation beziehungsweise Teilhabe beschreibt die Art und Weise, wie die betrachtete Person in die jeweilige Lebenssituation einbezogen ist (DIMDI, 2005, S. 16). Umweltfaktoren sind soziale und materielle Aspekte der die jeweilige Person umgebenden Menschen und Organisationen (DIMDI, 2005, S. 16).

Als Vorbemerkung der folgenden sprachtherapeutischen Beispiele sei abschließend erwähnt, dass diese nicht eine fachspezifische Auseinandersetzung zum Ziel haben, sondern vielmehr Ärzt*innen, Pfleger*innen, Therapeut*innen und anderen Interessierten am Thema interaktives Reasoning eine Basis für die abschließende Betrachtung eines systemisch-konstruktivistisch gedeutetem interaktivem Reasonings Kap. 5 bieten sollen. Daher ist unter anderem die Nutzung fachspezifischer Sprache zurückhaltend.

4.1   Therapie einer Redeflussstörung im Kindesalter

Personbezogene Faktoren

- R. ist 5;1 Jahre
- R. geht in eine Kindertagesstätte mit Ganztags-Betreuungsangebot

Gesundheitsproblem

- R. hat eine Redeflussstörung, Stottern, ICD-10 Code: F98.5 (BfArM, 2021a)
- Stottern [Stammeln]: „Hierbei ist das Sprechen durch häufige Wiederholung oder Dehnung von Lauten, Silben oder Wörtern, oder durch häufiges Zögern und Innehalten, das den rhythmischen Sprechfluss unterbricht, gekennzeichnet." (BfArM, 2021a)
- In der Leitlinie wird Stottern definiert als, „Störung des normalen Sprechflusses und des zeitlichen Ablaufs des Sprechens" (DGPP, 2016, S. 19). Anmerkung: Die Gültigkeit der Leitlinie endete am 30.08.2021 und wird zur Zeit überarbeitet (AWMF).

Körperfunktionen und -strukturen

- Während des Sprechens zeigt R. teilweise körperliche Anspannungen sowie Mitbewegungen des Kopfes und des linken Armes
- Beim Stottern zeigt R. häufig Anzeichen von Scham „versteckt den Mund hinter der eigenen Hand" oder vegetative Reaktionen „errötet im Gesicht und beginnt teilweise stark zu schwitzen".

Aktivitäten

- Beim Sprechen kommt es zu Wiederholungen von Lauten, Silben und einsilbigen Worten, insbesondere wenn diese mit Plosiven beginnen „beispielsweise „T-T-T-Tor"", sowie hörbares Blockieren zu Beginn von Wörtern und Silben.

Partizipation/Teilhabe

- R. vermeidet bzw. entzieht sich Situationen, in denen mehrere Personen gleichzeitig reden
- R. spielt 1 × wöchentlich Fußball im Sportverein und 1 × pro Woche nach dem Besuch der Kindertageseinrichtung die sprachtherapeutische Praxis
- R. trifft sich mit zwei besten Freund*innen zum Spielen, häufig jedoch lediglich mit einer der beiden Personen

Umweltfaktoren

- R. lebt mit den Eltern in einer Mietwohnung und hat keine Geschwister
- Die Eltern von R. sind beide berufstätig
- Zur Sprachtherapie wird R. von einem Elternteil begleitet

4.2 Therapie einer Stimmstörung im Erwachsenenalter

Personbezogene Faktoren

- S. ist 67 Jahre
- S. ist Rentner*in und war zuvor in der Verwaltung beschäftigt

Gesundheitsproblem

- S. hat eine sonstige und nicht näher bezeichnete Störung der Stimme; ICD-10 Code: R 49.8 (BfArM, 2021b)

Körperfunktionen und -strukturen

- Die klinische Untersuchung des stimmbildenden Systems und die audiometrische Beurteilung des Hörvermögens sind ohne Befunde

- Der ergebnislose klinische Diagnostikprozess führt bei S. zu einer tiefsitzenden Verunsicherung
- Die auditiv-perzeptive Stimmbeurteilung zum Zeitpunkt der sprachtherapeutischen Diagnostik ergibt eine RBH-Klassifikation von R2B1H2. „Die RBH-Klassifizierung wurde auf Basis des GRBAS-Scores entwickelt. „R" steht Rauigkeit, „B" für Behauchtheit und „H" bildet als Heiserkeit den allgemeinen Störungsgrad ab. Die Beurteilung erfolgt auf Basis einer vierstufigen Ordinalskala von 0 bis 3 („0" nicht vorhanden, „1" geringgradig, „2" mittelgradig und „3" hochgradig vorhanden). (DGPP, 2022, S. 66 f.)"
- S. ist häufig wütend auf sich und die wenig belastbare Stimme, was zu einer Anspannung der Muskeln im Halsbereich führt

Aktivitäten

- Die Stimme ist wenig belastbar, zeigt geringe Varianzen in Lautstärke und Klagspektrum.

Partizipation/Teilhabe

- Das Spielen mit den Enkelkindern strengt S. stimmlich nach kurzer Zeit stark an
- Beim Sprechen mit Freund*innen, insbesondere am Telefon, kommt es vermehrt nach kurzer Zeit zu einer Verschlechterung in der Stimmqualität und teilweise zu einem Wegbrechen der Stimme
- An Freizeitaktivitäten mit mehreren Menschen nimmt S. im Gegensatz zu früher, nur noch sporadisch teil, da eine Verständigung, insbesondere bei Störschall schwerfällt
- S. hat 1 × wöchentlich Sprachtherapie in den Räumlichkeiten der Praxis.
- S. ist sportlich aktiv, wandert und fährt gerne Fahrrad

Umweltfaktoren

- S. lebt allein.
- Ein erwachsenes Kind mit 2 Enkelkindern wohnt in Laufweite

Bewusstes und unbewusstes interaktives Reasoning in der Behandlung

5

Im abschließenden Kap. 5 werden nun die in den vorherigen Kapiteln vorgestellten Aspekte miteinander in Beziehung gesetzt. Grundlage hierfür bieten die in Kap. 3 eingeführten Behandlungsphasen. In jeder Behandlungsphase werden sechs Handlungsebenen betrachtet, die inhaltlich den drei Beschreibungen für systemisch-konstruktivistisches interaktives Reasoning aus Abschn. 2.1 sowie den drei Ausführungen zu möglichen Störungen aus Abschn. 2.2 entsprechen.

Neben allgemeinen Aussagen werden die beiden sprachtherapeutischen Behandlungen aus Kap. 4 in die Betrachtung der einzelnen Handlungsebene einbezogen und therapie- bzw. situationsspezifische Aspekte beispielhaft vorgestellt.

Ergänzt werden die obigen Betrachtungen zu Beginn der jeweiligen Behandlungsphase um Ausführungen zur behandlungsinduzierten Beratung, wie sie in Abschn. 2.3 eingeführt wurde, sowie um Aspekte des pro- und retrospektiven bewussten Reasonings aus Abschn. 2.4.

5.1 Startphase

▶ **Trailer**
Die Startphase ist davon geprägt, mittels gemeinsamer Ziele und Interessen die Grundlage für eine personenorientierte Interventionsphase zu legen. Zudem gilt es für Ärzt*innen, Pfleger*innen und Therapeut*innen mittels Anamnese und ersten Diagnostiken den Status Quo der Patient*innen zu erfassen.

Dabei haben alle Beteiligte des Behandlungssystems eine gewisse Unsicherheit bezüglich der Reaktionen und Handlungsspielräume der

A. Wolfs, *Systemisch-konstruktivistisches Interaktives Reasoning*, essentials, https://doi.org/10.1007/978-3-662-68282-1_5

jeweils anderen. In diesen Situationen müssen die Behandelnden herausfiltern, welche Informationen für den weiteren Behandlungsverlauf
bedeutsam sind, beziehungsweise mithilfe welcher Fragestellungen
die für die Patient*innen viablen Informationen zu erfragen sind.
Wichtig ist hier noch einmal zu erwähnen, dass sowohl die
Behandlungsserie mit einer Startphase beginnt, die sich durchaus
auch über mehrere Behandlungstermine erstrecken kann, als auch
jeder Behandlungstermin an sich eine Startphase aufweist. An jedem
Termin, auch wenn er nur Tage, oder sogar Stunden nach dem vorherigen Behandlungstermin liegt, können sich aufseiten der Patient*innen
und deren Angehörigen Interessen verändert haben oder neue Informationen aufgekommen sein, die beispielsweise eine Neubewertung
der vereinbarten Ziele oder der aktuellen Interventionen erfordert.
Ärzt*innen, Pfleger*innen und Therapeut*innen müssen so an jedem
Termin entscheiden, wie viel Zeit sie für die Startphase einräumen, da
sie einerseits notwendig ist um relevante Veränderungen zu erfahren, andererseits die Zeit für die eigentliche Interventionsphase des
jeweiligen Termins verkürzt.

Pro- und Retrospektives bewusstes interaktives Reasoning in der Startphase
*Ärzt*innen, Pfleger*innen und Therapeut*innen nutzen das prospektive interaktive Reasoning*
um sich bereits vor dem Behandlungstermin auf Basis der vorhandenen Informationen, beispielsweise durch das Telefonat zur Anmeldung, oder einen eventuell im Vorfeld versendeten
und zurück erhaltenem Anmeldebogen, auf den kommenden Termin vorzubereiten.
*Während der beginnenden Behandlung nutzen die Behandelnden sowohl pro- als auch
retrospektives interaktives Reasoning* um auf Basis der zunehmenden Informationen mit
Hilfe ihrer Erfahrungen mögliche zukünftige Verläufe zu antizipieren, um die Kommunikation schnell auf die für die Patient*innen und deren Angehörigen viablen und anschlussfähigen Inhalte auszurichten.
Die Ärzt*innen, Pfleger*innen und Therapeut*innen befinden sich in einem Dilemma:
Einerseits haben sie, eine entsprechende Berufserfahrung unterstellt, einen großen Erfahrungsschatz, welche Aussagen auf welche dahinter liegenden Problemstellungen hinweisen.
Andererseits fehlen Erfahrungen über die Kommunikationsmuster der aktuell zu behandelnden Person. Das bedeutet für die Behandelnden, dass sie ihre eigenen Erfahrungen immer
wieder infrage stellen müssen und insbesondere in der Startphase eher eine Frage mehr
stellen sollten, als Entscheidungen aufgrund ihrer Erfahrung zu treffen. Zu berücksichtigen
ist dabei, dass selbst Antworten der Patient*innen seitens der Behandelnden verschiedenen
Deutungen unterliegen.

Beratungssituationen in der Startphase

Aufseiten der Patient*innen und deren Angehörigen besteht in der Startphase einer Behandlung häufig das Bedürfnis, die aktuelle Situation und deren Auswirkungen schnell zu verstehen. Während sie sich also Antworten wünschen, haben Ärzt*innen, Pfleger*innen und Therapeut*innen in der Startphase nur wenige Informationen und müssen vor dem Antworten zunächst vielfältige Fragen stellen, oder mittels Diagnostiken Informationen erheben.

Zudem haben die Behandelnden in der Startphase keine, oder nur unzureichende Kenntnisse über den aktuellen Wissensstand der Patient*innen und deren Angehörigen. Insbesondere in Beratungssituationen ist so das Spannungsfeld zwischen Anschlussfähigkeit und Differenzerfahrung Abschn. 5.1.3 der neuen Informationen zu dem bereits bestehenden Wissen nur schwierig zu erkennen. Stellen die Behandelnden zu viele Fragen, um mehr Sicherheit in diesem Punkt zu erhalten, ist dies konträr zum Wunsch der Patient*innen, Antworten zu erhalten. Geben die Behandelnden schnelle Antworten, können diese verpuffen, da sie schon bekannt sind, oder zu weit weg sind von allem Bekannten.

Als dritten Aspekt sei die möglicherweise unterschiedliche Erwartungshaltung an die Beratung genannt. Patient*innen und deren Angehörige sind, wie oben beschrieben, häufig eher an Antworten oder Lösungen interessiert. Liegt der Schwerpunkt der Beratung seitens der Behandelnden eher aufseiten der Prozessberatung Abschn. 2.3 kann dies für die Ratsuchenden, bei allen positiven Aspekten dieses Vorgehens, in Beratungssituationen, insbesondere in der Startphase einer Behandlung, für die Patient*innen und deren Angehörigen zu sehr stören „perturbieren". Ärzt*innen, Pfleger*innen und Therapeut*innen sollten situativ abwägen, ob es in der Startphase einer Behandlung in Einzelfällen förderlicher ist, Fragen im Stil der Fachberatung konkret zu beantworten, als die Patient*innen mittels Prozessberatung in den Beantwortungsprozess einzubinden. Wird die Fachberatung eingesetzt, besteht allerdings die zuvor beschriebene Gefahr, das Wissen der Patient*innen nicht ausreichend zu berücksichtigen und so keine ausreichende Anschlussfähigkeit bzw. Differenzerfahrung zu gewährleisten. Zudem können die Antworten bei entsprechend geringer Perturbationstoleranz Abschn. 5.1.5 der Patient*innen sogar kontraproduktiv sein.

5.1.1 Strukturelle Koppelungen in der Startphase

In der Startphase geht es zunächst um die Bildung einer tragfähigen strukturellen Koppelung als Basis einer jeden Behandlung. Dieses geschieht mittels gemeinsamer Ziele und Interessen Abschn. 2.1.

Beim Start der aktuellen Behandlung können sich die Beteiligten entweder völlig unbekannt sein, sie kennen sich bereits aus einer vorherigen Behandlung, oder es handelt sich um einen Folgetermin innerhalb einer Behandlungsserie. Selbst wenn sich die im Behandlungssystem verbundenen Personen nicht persönlich kennen, haben sie eventuell bereits Vorinformationen über die anderen. So können die Patient*innen von Bekannten und Freund*innen Informationen über die Behandelnden erfahren haben, oder die Behandelnden wurden ihnen sogar empfohlen.

Ob nun bereits gegenseitige Informationen vorliegen, oder sich die Personen ganz neu kennenlernen, verändert die Vorgehensweisen in der Startphase:
Falls sich die Beteiligte bereits kennen, obliegt es den Ärzt*innen, Pfleger*innen
und Therapeut*innen an den bekannten Informationen anzuknüpfen und zu überprüfen, welche Änderungen es bei Interessen und möglichen Zielen in der
Zwischenzeit gegeben hat. Sind sich die Beteiligte unbekannt, sollten die Behandelnden zunächst überprüfen, welche Vorinformationen die Patient*innen oder
deren Angehörige bezüglich der Behandelnden haben, um anschließend möglichst
zielstrebig mittels Anamnese und Diagnostiken nach Zielen und gemeinsamen
Interessen zu forschen um eine strukturelle Koppelung zu initiieren.

In der Therapie der Redeflussstörung im Kindesalter sind die strukturellen Koppelungen mit R. und den Eltern gleichberechtigt. Bei den Eltern erscheinen die
an die Therapie gesetzten Ziele von besonderer Bedeutung, bei R. stehen für die
Koppelung auch die persönlichen Interessen im Fokus.

In der Therapie einer Stimmstörung im Erwachsenenalter steht zunächst S. im
Mittelpunkt. Nach einem möglichen Einstieg über eine Fragestellung im Sinne eines
„Was führt Sie hierher?" um einer ersten Zielstellung näher zu kommen, erscheinen
Interessen und Freizeitaktivitäten zielführend, um Gemeinsamkeiten zu suchen und,
allgemein gesprochen, Gesprächsthemen zu finden.

5.1.2 Viable Kommunikation in der Startphase

Viable, also für die Beteiligten des Behandlungssystems sinnvolle Kommunikationsinhalte zu finden, bedarf Kenntnisse über Interessen und Bedürfnisse der
Patient*innen und deren Angehörigen. Diese sind auch Grundlagen der strukturellen Koppelung Abschn. 5.1.1 und so bedingen sich diese Aspekte gegenseitig.
Insbesondere in der Startphase, in der sich die strukturellen Koppelungen erst
bilden müssen, halten die Betroffenen eventuell mit den wirklich relevanten Informationen noch zurück. Gleichzeitig sind diese Informationen eine wesentliche
Grundlage der strukturellen Koppelung.
    Wird die Startphase einer Behandlung im Rahmen einer Behandlungsreihe
betrachtet, sollten Ärzt*innen, Pfleger*innen und Therapeut*innen überprüfen,
ob die Kommunikationsthemen der letzten Behandlungseinheit in der aktuellen
Behandlungseinheit unverändert sind.

In der Therapie der Redeflussstörung im Kindesalter sind insbesondere in der Startphase mögliche Unterschiede in der Viabilität bei R. und den Eltern zu beachten. Während für die Eltern eventuell schnelle Therapieerfolge und ein Rückgang der Redeflussstörung von R. bedeutsam sind, möchte R. vielleicht zunächst gar nicht über das Stottern reden. Hier gilt es für die Behandelnden mithilfe von Beratungssituationen, auch in separaten Settings, Verständnis und Klarheit zwischen R. und den Eltern zu den Therapieinhalten herbei zu führen und zwischen den verschiedenen Blickwinkeln zu vermitteln.

In der Therapie der Stimmstörung im Erwachsenenalter ist von den Therapeut*innen in der Startphase zunächst in Erfahrung zu bringen, welche Informationen und Handlungsweisen bei S. eine ausreichende Viabilität besitzen, um Therapieinhalte anschlussfähig aufbereiten zu können.

5.1.3 Anschlussfähigkeit/Differenzerfahrung in der Startphase

Die Suche nach anschlussfähigen Themen ist wichtig, da das Finden dieser Inhalte die Behandlung, beziehungsweise die Kommunikation in der Behandlung, deutlich unterstützt. Zudem haben anschlussfähige Themen häufig auch eine höhere Relevanz für die Patient*innen.

Für die Dosierung der Differenzerfahrung ist zu berücksichtigen, dass diese einerseits notwendig ist um Informationen aufzunehmen, sie aber gleichzeitig die Perturbation der Kommunikationsinhalte erhöht und so die sich in der Startphase noch entwickelnde strukturelle Koppelung eventuell stören kann.

Ärzt*innen, Pfleger*innen und Therapeut*innen müssen, insbesondere in der Startphase, immer wieder abwägen und hinterfragen wie viel Anschlussfähigkeit möglich und wie viel Differenzerfahrung nötig ist.

In der Therapie der Redeflussstörung im Kindesalter könnten das Fußballspielen oder das Spielen mit den Freund*innen sich als anschlussfähig für R. erweisen. Für die Eltern sind voraussichtlich eher Themen anschlussfähig, die ihre eigene Erlebniswelt mit R. betreffen, also beispielsweise Familienaktivitäten oder das tägliche gemeinsame Sprechen.

In der Therapie der Stimmstörung im Erwachsenenalter könnten sich hierfür sowohl die Telefonate mit den Freund*innen oder die Situationen mit den Enkelkindern anbieten. Eventuell bieten sich aber auch Situationen außerhalb konkreter

Kommunikationssituationen an, beispielsweise aus anderen Freizeitaktivitäten wie dem Fahrradfahren.

5.1.4 Autopoiese der Patient*innen in der Startphase

Der Selbstbezug „die Autopoiese" der Patient*innen in der Startphase einer Behandlung ist stark ausgeprägt: Die gesundheitliche Situation ist neu. Häufig sind dadurch auch die persönlichen, familiären und beruflichen Umstände betroffen. Zudem sind die behandelnden Personen in der Startphase unbekannt. Im Ergebnis kann der vorhandene Selbstbezug dazu führen, dass die Betroffenen allem Neuen gegenüber sehr kritisch gegenüberstehen und die Bereitschaft für die Akzeptanz von Perturbationen nur gering ist. Und dies ist unabhängig davon, ob sie selber die Behandlung initiieren, von anderen dazu aufgefordert werden, oder, wie beispielsweise bei einem Unfall, die Situation plötzlich, von außen initiiert wird.

In der Therapie der Redeflussstörung im Kindesalter strömen auf R., aber auch auf die Eltern, viele neue Aspekte ein, die die Autopoiese verstärken können: Neue Personen, neue Räume, ein weiterer Termin in der Woche und nicht zuletzt das sprechen über Dinge, die R. schwerfallen. Die behandelnden Therapeut*innen von R. müssen diese Aspekte im Blick behalten und entsprechend reagieren, um ein „dicht Machen" von R. oder den Eltern zu verhindern.

In der Therapie der Stimmstörung im Erwachsenenalter ist zu Beginn der Therapie noch völlig unklar, was zu den erlebten Störungen der Stimme führt, da die medizinischen Untersuchungen, wie angegeben, ohne Befund sind. Für S. kann dies bedeuten, dass auf Anamnese und Diagnostik, die Bestandteile der Startphase sind, eher abweisend regiert wird im Sinne eines „Die Ärzt*innen wissen ja auch nicht, woran es liegt".

5.1.5 Kommunikation ist Perturbation in der Startphase

Neue Kommunikationsinhalte sind Störungen „Perturbationen", bekannte Informationen werden mit einem „kenn ich schon" ablehnt. Wie im Abschn. 5.1.3 beschrieben müssen Ärzt*innen, Pfleger*innen und Therapeut*innen mit Blick auf Anschlussfähigkeit und Differenzerfahrung eine gewisse Störung ihrer Kommunikationsinhalte akzeptieren. Mit Blick auf die Autopoiese Abschn. 5.1.4

sollten die Behandelnden, insbesondere in der Startphase, darauf achten, diese an die Fähigkeiten und Bedürfnisse der Patient*innen anzupassen, um das bereits beschriebene „dicht machen" zu verhindern und so die beginnende strukturelle Koppelung nicht zu behindern. Zu berücksichtigen ist dabei auch immer die Vorbelastung, das heißt, wie viele Perturbationen haben die Patient*innen und deren Angehörige bereits im Vorfeld der aktuellen Behandlung erlebt? Dies schließt sowohl Störungen bezogen auf den aktuellen gesundheitlichen Zustand wie auch andere Ereignisse ein.

In der Therapie der Redeflussstörung im Kindesalter ist aufgrund der vorgegebenen Informationen zu erwarten, dass für R. das Gespräch über die eigene Redeunflüssigkeit besonders störend wirkt. Die behandelnden Therapeut*innen müssen hier abwägen, ob dieses Thema bereits in der Startphase angesprochen wird oder hiermit bis zur Interventionsphase gewartet wird.

In der Therapie der Stimmstörung im Erwachsenenalter ist für die behandelnden Therapeut*innen in der Startphase relevant herauszufinden, welche Kommunikationsinhalte beziehungsweise welche Themen von S. als besonders störend empfunden werden. Hier gilt es auch die Vorbelastung durch den ergebnislosen medizinischen Untersuchungsprozess zu berücksichtigen.

5.1.6 Deutung von Kommunikation in der Startphase

Zu Beginn der Behandlung kennen sich die Beteiligten häufig nicht. Dies bedeutet, dass die jeweiligen Handlungsspielräume und Deutungsmuster ebenfalls unbekannt sind. Ärzt*innen, Pfleger*innen und Therapeut*innen müssen dies, im Rahmen ihrer professionellen Rolle, im Blick behalten und davon ausgehen, dass es in der Startphase einer Behandlung zu mannigfaltigen Missverständnissen aufgrund unterschiedlicher Deutung von Informationen kommen kann. Dies schließt zwei Vorgehensweisen ein: Zum einen müssen die Behandelnden, wenn eine Andersinterpretation auffällig wird, diese mittels Metakommunikation ansprechen und professionell, dass heißt ohne Schuldzuweisung oder persönlichen Aversionen, klären. Zum anderen erscheint es sinnvoll, auch ohne konkretes Anzeichen die Deutung der Informationen mittels, wohl dosierter, Wiederholungen von Aussagen zu überprüfen und zu verifizieren.

In beiden Therapien erscheint es notwendig, aufseiten der Therapeut*innen die Kommunikation der Startphase mit allen Therapiebeteiligten mittels bewusstem interaktiven Reasoning immer wieder zu hinterfragen und sich des Verstandenen zu versichern.

Transfer in die Praxis

In der Startphase einer Behandlung treffen Ärzt*innen, Pfleger*innen oder Therapeut*innen, im Rahmen eines professionellen Settings, in ihrem jeweiligen Spezialgebiet auf Patient*innen und deren Angehörige, deren Kenntnisse zu dem jeweiligen Behandlungsgebiet in der Startphase häufig unbekannt sind.

Kommunikativ ist die Startphase einer Behandlungsserie davon geprägt, die bereits beschriebene strukturelle Koppelung mittels gemeinsamer Ziele und Interessen zu etablieren. Dies ist in jeder Behandlung ambitioniert, da die hierzu notwendigen Informationen seitens der Patient*innen erst Zug um Zug mit zunehmend etablierter strukturellen Kopplung kommuniziert werden. So kann es auch während der Startphase bereits zu Veränderungen innerhalb der Zielstellungen und so auch der Behandlung an sich kommen.

Die Startphase eines einzelnen Behandlungstermins ist nicht mit dem häufig beschriebenen „Small Talk" zu verwechseln. Dieser kann zur Startphase eines Termins gehören und hat, je nach Patient*in, auch seine Berechtigung, allerdings geht es zu Beginn jedes Termins primär darum abzuklären, ob die vereinbarten Ziele und Interessen und so die Grundlage der Behandlung bzw. der Behandlungsserie an sich weiterhin relevant und viabel sind, oder ob sich hier Veränderungen ergeben haben.

Neben der zu bildenden strukturellen Koppelung ist die Berücksichtigung der aktuellen Perturbationstoleranz, also die Fähigkeit der Patient*innen und deren Angehörigen mit Störungen durch Kommunikationsimpulsen umzugehen, von besonderer Bedeutung. Dies erscheint augenscheinlich, da sich die beteiligten Personen generell erst kennen lernen und so den Ärzt*innen, Pfleger*innen und Therapeut*innen zu diesem Zeitpunkt der Behandlung noch unbekannt ist, wie vielen Störungen die Patient*innen im Vorfeld der aktuellen Behandlung bereits ausgesetzt waren.

5.2　Interventionsphase

▶ **Trailer**
Nachdem in der Startphase die für jede Behandlung wesentlichen strukturelle Koppelungen zwischen den Beteiligten etabliert wurden, geht die Behandlung in die Interventionsphase über.

Diese Phase schließt, wie der Name es vermuten lässt, einen Großteil der Interventionen einer Behandlung ein. Sämtliche dieser Aktivitäten beinhalten Interaktionen bzw. sind von Kommunikation begleitet. Gespräche, Anleitungen, Beratungen, E-Mails, Briefe, Berichte und andere Arten von Kommunikation Abb. 2.1 sind dabei für den Transport der Behandlungsinhalte wesentlich. Für die Annahme der Informationen aufseiten der Patient*innen, ist die Relevanz „aus Sicht der Betroffenen" und die Anschlussfähigkeit bei ausreichender Differenzerfahrung entscheidend Abschn. 2.1.

Insbesondere zu Beginn der Interventionsphase scheint es notwendig, die in der Startphase getroffenen Ziele und Vereinbarungen kritisch zu hinterfragen. Nicht selten können sich durch erste Interventionen und die sich dadurch ergebenen Änderungen des Gesundheitszustandes auch Änderungen bei den Zielen ergeben.

Pro- und Retrospektives bewusstes interaktives Reasoning in der Interventionsphase

Das prospektive bewusste interaktive Reasoning kann in der Interventionsphase einer Behandlung dazu genutzt werden, um zukünftige Interventionen und deren Anleitungen auf Basis der Erfahrungen der aktuellen, sowie vorheriger Behandlungen zu planen.

Beim retrospektiven bewussten interaktiven Reasonings in der Interventionsphase geht der Blick der Ärzt*innen, Pfleger*innen und Therapeut*innen sowohl zurück zu Kommunikationen im bisherigen Behandlungsverlauf als auch zu vergleichbaren Situationen in Interventionsphasen von Behandlungen anderer Patient*innen. Retrospektiv scheinen auch die Übergänge von Start- zu Interventionsphasen bei unterschiedlichen Störungsbildern und Patient*innen betrachtenswert.

Beratungssituationen in der Interventionsphase

In der Interventionsphase ergeben sich vielfältige Beratungssituationen. Augenscheinlich sind das Klären von Fragen der Patient*innen zu Inhalten, Relevanz und Zielen einzelner Interventionen, sowie das proaktive Erklären von Behandlungsinhalten seitens der Ärzt*innen, Pfleger*innen und Therapeut*innen.

Aus den obigen Schilderungen ergibt sich bereits ein wesentliches Unterscheidungskriterium von behandlungsinduzierten Beratungssituationen: Wer hat die Beratung initiiert? Geht die Beratung von den Behandelnden aus, besteht die Notwendigkeit zu überprüfen, ob die Patient*innen zum aktuellen Zeitpunkt bereit für eine Kommunikation/Beratung sind und diese aus deren Sicht zum jeweiligen Zeitpunkt sinnvoll „viabel" erscheint. Starten Patient*innen oder deren Angehörige die Beratungssequenz sind beide Aspekte mit hoher Wahrscheinlichkeit gegeben. Allerdings müssen die Ärzt*innen, Pfleger*innen und Therapeut*innen abwägen, ob die gewünschten Informationen, zum jeweiligen Zeitpunkt, förderlich oder hinderlich für den weiteren Behandlungsverlauf sind.

Neben den behandlungsspezifischen Beratungen kommen im Verlauf der Interventionsphase aufgrund der sich ausbauenden strukturellen Koppelung auch vermehrt allgemeine Fragen und so auch Beratungsanlässe außerhalb des eigentlichen Fachgebietes der

Ärzt*innen, Pfleger*innen und Therapeut*innen. Hier gilt es für die Behandelnden abzuwägen, wie mit diesen Fragen umzugehen ist. Eine Möglichkeit ist, lediglich Beratungen im engen Kontext der Behandlungskontextes durchzuführen und bei allen weiteren Aspekten auf andere Expert*innen zu verweisen.

5.2.1 Strukturelle Koppelungen in der Interventionsphase

In der Interventionsphase werden die in der Startphase eingegangenen strukturellen Koppelungen aufgrund zunehmender Informationen und der Dauer der Behandlung weiter gefestigt. Allerdings sind sie auch Belastungen ausgesetzt. So können sich die aufgrund der Interventionen einsetzenden Veränderungen des Gesundheitszustandes auf Zielstellungen und Interessen der Patient*innen auswirken. Dies kann sowohl positiv im Sinne eines „Wenn das wieder klappt, dann kann ich ja auch die Ziele steigern" oder auch negativ „Das funktioniert auch nicht, dann schaffe ich das Ziel ja eh nicht". In beiden Fällen müssen die Behandelnden reagieren und auf eventuelle Änderungen der Ziele und Interessen mittels Kommunikation und eventuell Beratungsangeboten reagieren. Wird dies unterlassen, kann auch eine stabile strukturelle Koppelung gestört werden und der Behandlung so die Basis entzogen werden.

Neben den Änderungen von Zielen und Interessen, die ihre Auslöser im Behandlungsgeschehen haben, können sich die Interessen und Wünsche der Patient*innen auch aufgrund von Geschehnissen außerhalb des Behandlungssystems verändern. Beide Aspekte unterstützen die These, in Behandlungsserien jede einzelne Behandlungseinheit mit einem Gespräch „Kommunikation" über Ziele und Interessen zu beginnen.

Zudem sollten die Behandelnden darauf achten, ob weitere Personen im Umfeld der Patient*innen, aber auch im eigenen Bereich „mittels Kommunikation" in die Behandlung einzubinden, beziehungsweise mit diesen Personen strukturelle Koppelungen einzugehen sind. Dies können beispielsweise weitere Expert*innen sein, deren Expertise aufgrund von Veränderungen im Gesundheitszustand bedeutsam wird. Aufseiten der Patient*innen können dies Familienangehörige, Freunde oder Bekannte aber auch andere Ärzt*innen, Pfleger*innen oder Therapeut*innen sein, die Beiträge für den weiteren Behandlungsfortschritt leisten können.

In der Therapie der Redeflussstörung im Kindesalter können sich eventuell strukturelle Koppelungen zu den Freund*innen, den Trainer*innen im Sportverein oder den Betreuer*innen in der Kindertageseinrichtung als sinnvoll erweisen, sofern sich mit diesen Personen Ziele und Interessen finden lassen, die den Behandlungsfortschritt unterstützen.

In der Therapie der Stimmstörung im Erwachsenenalter sind, je nach Behandlungsverlauf, möglicherweise der Einbezug von einzelnen Familienmitgliedern oder der Freund*innen förderlich. Dabei ist zu berücksichtigen, dass jede weitere strukturelle Koppelung einerseits Ziele und Interessen benötigt und andererseits das Behandlungssystem im weiteren Sinne vergrößert und so auch die Komplexität für die Behandelnden erhöht.

5.2.2 Viable Kommunikation in der Interventionsphase

Durch die sich im Abschn. 5.2.1 erwähnten möglichen Änderungen in den Zielen und Interessen können sich auch die von den Betroffenen als sinnvoll betrachteten Kommunikationsinhalte verändern. Werden also neue Ziele vereinbart, oder berichten die Patient*innen von sich verändernden Interessen, sollten die Behandelnden ihre Kommunikationsinhalte überprüfen und im Gespräch mit den Patient*innen und deren Angehörigen auf deren aktuelle Relevanz überprüfen.

Anders herum können Ärzt*innen, Pfleger*innen und Therapeut*innen, sofern sie bemerken, dass Gesprächsinhalte ihre Viabilität verlieren, auf mögliche Veränderungen bei den Interessen oder eventuell auch den Zielen schließen und dies in einem Gespräch thematisieren.

In der Therapie der Redeflussstörung im Kindesalter können in der Interventionsphase, bei Gesprächen „Beratungen" mit den Eltern, förderliche Verhaltensweisen im häuslichen Umfeld besonders wichtig sein. In der Kommunikation mit R. sollten die Therapeut*innen zunächst auf die Inhalte aufbauen, die ihre Viabilität bereits in der Startphase bewiesen haben und die Therapieinhalte beispielsweise mittels der Lieblingsspiele von R. gestalten.

In der Therapie der Stimmstörung im Erwachsenenalter kann je nach Therapiefortschritt und Zielsetzung das Telefon als Kommunikationsmittel für S. eine Relevanz besitzen. So sind eventuell Gespräche von Therapeut*in und S. aber auch von S. und den Freund*innen mögliche Therapieinhalte.

5.2.3 Anschlussfähigkeit/Differenzerfahrung in der Interventionsphase

Im Zuge von möglichen Änderungen von Zielstellungen und Interessen Abschn. 5.2.1 sowie viabler Kommunikationsinhalte Abschn. 5.2.2 müssen Ärzt*innen, Pfleger*innen und Therapeut*innen auch immer ihr Augenmerk auf mögliche Wandel bei der Anschlussfähigkeit von Behandlungsinhalten werfen. Diese können sich sowohl durch die zuvor dargestellten Gründe ergeben, als auch unabhängig von der Behandlung entstehen.

Zudem kommt es bei Behandlungsfortschritten nahezu automatisch auch zu Veränderungen des Wissenstandes der Patient*innen und so zu notwendigen Änderungen in der Kommunikation durch die Behandelnden, um die Differenz der neuen Informationen zu dem bereits Bekannten aufrecht zu erhalten. Doch auch bei einem Stillstand in der Behandlung bietet das reine Wiederholen von Behandlungsinhalten häufig keine ausreichende Differenzerfahrung und ist eventuell sogar einer der Gründe für die Stagnation. Ärzt*innen, Pfleger*innen und Therapeut*innen müssen in diesen Fällen die Varianz ihrer eigenen Kommunikation erhöhen, beispielsweise in dem sie Übungen nicht nur verbal anleiten, sondern auch schriftliche Ausführungen bereithalten oder ein Video zeigen.

In der Therapie der Redeflussstörung im Kindesalter erscheinen für die Kommunikation Situationen aus dem Alltagserleben von R. besonders anschlussfähig. Dabei kann es sich sowohl im Wohlfühlsituationen handeln, um so Inseln störungsfreien oder -reduzierten Sprechens zu schaffen, als auch Situationen, in denen das Stottern deutlich zutage tritt, um hier R. zu signalisieren, dass auch dies in Ordnung ist.

In der Therapie der Stimmstörung im Erwachsenenalter bringt beispielsweise der Einsatz von Tonaufnahmen eine Variation in die Therapie. So könnte sich S. in verschiedenen Gesprächssituationen selber aufnehmen, um mit dieser Hilfe die Unterschiedlichkeit, oder auch die Therapiefortschritte, der eigenen Stimme leichter bewerten zu können.

5.2.4 Autopoiese der Patient*innen in der Interventionsphase

Durch die Etablierung der strukturellen Koppelung und den Ausbau durch Gespräche und dem Finden weiterer gemeinsamer Interessen ist die Autopoiese der Patient*innen während der Interventionsphase im Vergleich zur Startphase geringer ausgeprägt. Dies hat zur Folge, dass Kommunikationsinhalte, trotz aller störenden Wirkung, eher angenommen werden und so das Wissen und die Blickwinkel der Patient*innen verändern können.

Allerdings ist der Selbstbezug weiterhin gegeben und so kann es, insbesondere beim Suchen neuer Anknüpfungspunkte oder Differenzerfahrungen Abschn. 5.2.3, immer wieder dazu kommen, dass eine Kommunikation ins Leere läuft, anders formuliert an der Außenhülle des Systems Patient*in abprallt Abb. 2.4, oder sogar die strukturelle Koppelung schwächt. Ärzt*innen, Pfleger*innen und Therapeut*innen sollten hier immer aufmerksam bleiben, die Behandlungssituationen mithilfe des bewussten Clinical Reasonings reflektieren und bei dem Gefühl einer negativen Auswirkung auf den Behandlungsfortschritt die Situation beziehungsweise die Kommunikation mittels Metakommunikation thematisieren.

In der Therapie der Redeflussstörung im Kindesalter ist der Selbstbezug von R. und die damit einhergehende Gefahr eines „dicht machens" in Gesprächen über Situationen in denen R. stark stottert besonders ausgeprägt. In den Gesprächen mit den Eltern kann es zu einer verstärkten Autopoiese kommen, wenn der Therapiefortschritt nicht den Erwartungen der Eltern entspricht. Eine Haltung im Sinne des „das bringt doch alles nichts" ist deutlich hinderlich und in jedem Fall mittels eines Beratungssettings zu besprechen.

In der Therapie der Stimmstörung im Erwachsenenalter sind mögliche Auslöser einer verstärkten Autopoiese bei S. beispielsweise temporäre Veränderungen der Stimme, die von S. negativ gedeutet werden, allerdings aus Sicht der Therapeut*innen förderlich für den Therapiefortschritt sind. Hier ist die Beratung ein geeignetes Mittel, um diese Veränderungen einzuordnen und so die Autopoiese von S. auf einem therapieförderlichen Niveau zu halten oder wieder zu bringen.

5.2.5 Kommunikation ist Perturbation in der Interventionsphase

Die perturbierende Wirkung der Kommunikation ist auch in der Interventionsphase gegeben. Analog den Ausführungen zur Autopoiese Abschn. 5.2.4 ist
auch die Störung, die durch Kommunikationsinhalte auslöst wird, durch eine
erfolgreiche Etablierung einer behandlungsförderlichen strukturellen Koppelung
reduziert. Ändern sich die aus Sicht der Patient*innen als viabel empfundenen Kommunikationsimpulse, kann sich auch die perturbierende Wirkung der
Kommunikationsinhalte verändern.

Ärzt*innen, Pfleger*innen und Therapeut*innen benötigen beim Einführen
von neuen Informationen und Themen besonderes Fingerspitzengefühl, da sie
die perturbierende Wirkung dieser auf die Patient*innen und deren Angehörigen
noch nicht einschätzen können. Wichtig in diesem Zusammenhang ist: Egal wie
folgerichtig, aus Sicht der Behandelnden, eine neue Information auf eine vergangene aufbaut, es sind die Betroffenen, die die Bewertung „neu" und „störend"
vornehmen.

In beiden Therapien ist, insbesondere bei neuen Therapieinhalten, immer wieder
die perturbierende Wirkung der Kommunikationsimpulse zu berücksichtigen, und
bei möglichen negativen Auswirkungen auf den Therapiefortschritt entsprechend
zu thematisieren.

5.2.6 Deutung von Kommunikation in der Interventionsphase

Der Handlungsspielraum der Patient*innen und so die Basis der Deutung
von Kommunikationsimpulsen bleibt den Ärzt*innen, Pfleger*innen und Therapeut*innen auch in der Interventionsphase einer Behandlung weitgehend
verschlossen. Zwar liegen durch die Etablierung einer behandlungsförderlichen
strukturellen Koppelung und dem dazu notwendigen Vereinbaren von Zielen
sowie dem Teilen von Interessen Informationen vor, auf deren Basis sie Ein-
schätzungen zur voraussichtlichen Kontingenz der Betroffenen treffen können.
Aber letztendlich bleiben die Patient*innen in großen Teilen eine Blackbox für
die Behandelnden.

Mit unerwarteten Reaktionen der Patient*innen ist auch bei langen Behandlungsphasen immer wieder zu rechnen und ein behandlungsförderlicher Umgang
damit gehört zu den relevanten Tätigkeiten der Behandelnden. Zudem können sich

Ärzt*innen, Pfleger*innen und Therapeut*innen nie sicher sein, ob die jeweiligen Kommunikationsinhalte aufseiten der Patient*innen und deren Angehörigen tatsächlich so gedeutet werden, wie es vonseiten der Behandelnden intendiert ist.

In beiden Therapien müssen sind sich die Therapeut*innen immer wieder möglicher Andersdeutungen von R. und S. bewusst sein und bei eigener Unsicherheit dies entsprechend thematisieren. Insbesondere bei Therapiefortschritten und den dadurch induzierten Veränderungen von Therapieinhalten und Aufgabenstellungen müssen die Therapeut*innen besondere Sensibilität walten lassen.

Transfer in die Praxis

Grundsätzlich ist zu bedenken, dass die Behandlung begonnen wurde, um den aktuellen Gesundheitszustand der Patient*innen zu verändern. Das heißt jede „erfolgreiche" Behandlung bewirkt Veränderungen, die durch die Interventionen in dieser Phase initiiert werden. Das schließt auch ein, dass sich Ziele und Interessen verändern und so sind letztlich auch die strukturellen Koppelungen sowie die Viabilität und Anschlussfähigkeit von Behandlungsinhalten Veränderungen unterworfen. Letztlich ist es eventuell sogar als Qualitätsmerkmal einer erfolgreichen Behandlung zu verstehen, wenn dies geschieht.

Ärzt*innen, Pfleger*innen und Therapeut*innen sollten daher auch einen positiven Blick auf Störungen des Behandlungsverlaufes haben. Ob diese förderlich für die Erreichung der vereinbarten Behandlungsziele sind, oder es einer Modifizierung der Ziele bedarf, müssen die Beteiligten gemeinsam besprechen.

Alle zuvor beschriebenen Aspekte sind mittels Kommunikation oder Metakommunikation zu besprechen, beziehungsweise zu schreiben und zu lesen. Häufig sind hierzu Beratungssituationen unterschiedlicher Intensität und Länge im persönlichen Gespräch zu initiieren, aber auch das Nutzen von Schrift und Bild/Video kann unterstützen. Es erscheint nur folgerichtig, wenn formuliert wird, dass Beratung wesentlicher Bestandteil der Intervention und so jeder Behandlung ist. Dabei bleibt die Prozessberatung mit ihrem Einbezug der Standpunkte und Lösungswege der Patient*innen und deren Angehörigen der Fachberatung mit ihrem reinen vortragen von Anweisungen, Anleitungen und Informationen in einer systemisch-konstruktivistischen Sichtweise deutlich überlegen.

Bei allen Kommunikationssituationen, ob Gespräch, Schrift oder Bild, haben Ärzt*innen, Pfleger*innen und Therapeut*innen immer wieder zu bedenken, ob sie hier in ihrer Rolle als Spezialist*innen für einen spezifischen

Behandlungsbereich interagieren, oder ob die Patient*innen eher eine allgemeine Frage stellen oder eine Information außerhalb des Spezialgebietes der Behandelnden einfordern. In den letztgenannten Fällen müssen die Behandelnden abwägen, ob sie die Fragen beantworten wollen, oder auf andere Personen, in deren Spezialwissen die Informationen liegen, verweisen.

5.3   Abschlussphase

▷ **Trailer**
Zum Ende einer Behandlung oder Behandlungsserie verändern sich die Rahmendaten erneut. Die Schwerpunkte der Abschlussphase liegen in der Sicherung und dem Alltagstransfer der Behandlungsergebnisse, eine Überprüfung der Zielerreichungen sowie einer Beendigung der strukturellen Koppelung, um nach der Behandlung wieder unabhängig voneinander agieren zu können.

Sollte die Behandlung, wie insbesondere in der Geriatrie nicht unüblich, durch das Ableben der Patient*in beendet werden, sind in der Abschlussphase die strukturellen Koppelungen mit den Angehörigen und anderen Beteiligten des Behandlungssystems im weiteren Sinne zu beenden.

Pro- und Retrospektives bewusstes interaktives Reasoning in der Abschlussphase

Fokus des bewussten interaktiven Reasonings in der Abschlussphase liegt in der retrospektiven Betrachtung der Kommunikationen im gesamten Behandlungsverlauf. Dabei können sowohl Anleitungen zu Behandlungsinhalten, Beratungssituationen oder Gespräche zu Zielen und Veränderung von Zielen, aber auch die jeweiligen Reaktionen aufseiten der Patient*innen und deren Angehörigen betrachtet werden.

Insbesondere bei längeren Behandlungen bietet sich der Einsatz von Leitfragen an, wie sie im Abschn. 2.4 vorgestellt wurden. Vorteile liegen hier in der Fokussierung und Strukturierung der Aspekte einer Behandlung, insbesondere wenn mehrere Bereiche des Clinical Reasonings betrachtet werden sollen.

Beratungssituationen in der Abschlussphase

Während der Abschlussphase einer Behandlung und der damit einhergehenden zunehmenden Autonomie der Patient*innen und deren Angehörigen, verändern sich sowohl Inhalte als auch Zielsetzungen der Beratungen:

Inhaltlich nehmen Themen außerhalb der eigentlichen Behandlung zu. Ärzt*innen, Pfleger*innen und Therapeut*innen benötigen Fingerspitzengefühl um zu entscheiden, welche Themen sie aufnehmen, welche sie an Expert*innen weiterleiten und welche sie auch aus einem persönlichen Blickwinkel beantworten. Ein häufiges „dafür bin ich nicht zuständig" kann den Abkoppelungsprozess behindern, eine Aufnahme aller Themen kann auf der anderen Seite die Abschlussphase verlängern und komplexer gestalten, was ebenfalls die Beendigungen der strukturellen Koppelungen konterkarieren kann.

Die Zielsetzungen in den Beratungssituationen der Abschlussphase liegen noch mehr in der Förderung der Selbstständigkeit als in den übrigen Behandlungsphasen. Dies erfordert eine noch konsequentere Nutzung der Prozessberatung und den Einbezug der Interessen und Lösungsansätze der Patient*innen und deren Angehörigen als beispielsweise in der Startphase der Behandlung.

5.3.1 Strukturelle Koppelungen in der Abschlussphase

So lange strukturelle Koppelungen bestehen, existiert ein Behandlungssystem. Sind die Koppelungen gelöst, ist der Behandlung die Grundlage entzogen. So ist die komplexe Aufgabe der Ärzt*innen, Pfleger*innen und Therapeut*innen in der Abschlussphase einerseits die strukturellen Koppelungen zu lösen, um die Behandlung zu beenden und die Patient*innen wieder in die Autonomie zu entlassen, und andererseits die strukturellen Koppelungen in einem ausreichenden Maß aufrecht zu erhalten, um diesen Prozess erfolgreich begleiten zu können.

Ein Einfaches „sie können das jetzt auch alleine,, oder ein „die Behandlung ist dann jetzt beendet" scheint kommunikativ nicht ausreichend.

Zum Ende der Therapie der Redeflussstörung im Kindesalter sind die strukturellen Koppelungen mit R. und den Eltern sowie eventuell weiteren Personen wie Betreuer*innen in der Kindertageseinrichtung, Freund*innen und Trainer*innen aus dem Sportverein zu lösen.

Zum Ende der Therapie der Stimmstörung im Erwachsenenalter ist primär die strukturelle Koppelung mit S. zu lösen. Wurden weitere Personen aus dem Freundeskreis oder der Familie von S. einbezogen, sind auch diese Koppelungen Zug um Zug zu lösen. Je nach Intensität der Beteiligung in der Behandlung bietet sich auch eine indirekte Entkoppelung über ein Gespräch mit S. und dem Ausrichten eines Grußes oder einer Verabschiedung an.

5.3.2   Viable Kommunikation in der Abschlussphase

Die Fokussierung auf die Beendigung der Behandlung kann zu Veränderungen der Kommunikationsinhalte führen, die von den Patient*innen als viabel empfundenen werden. Beratungen zu Themen wie die zukünftige Gestaltung des Alltags, inklusive eventuell weiter vorhandener Einschränkungen, gewinnen für die Patient*innen an Bedeutung, während Informationen zu aktuellen Interventionen möglicherweise weniger wichtig sind. Hier benötigen die Behandelnden zum wiederholten Male ein hohes Maß an Flexibilität, die Kommunikationsinhalte an die Bedürfnisse der Patient*innen und deren Angehörigen anzupassen, ohne dabei allerdings die vereinbarten Zielsetzungen aus dem Auge zu verlieren.

In der Therapie der Redeflussstörung im Kindesalter sind je nach Situation zum Therapieende für R. und die Eltern Informationen bedeutsam, die erläutern, wie mit einem erneuten Auftreten der Stottersymptomatik umzugehen ist, oder wie die erlernten Techniken ohne therapeutische Begleitung weiter automatisiert werden können.

In der Therapie der Stimmstörung im Erwachsenenalter sind für S. eventuell Inhalte zu einem zukünftigen Trainingsprogramm, das auch ohne therapeutische Unterstützung durchgeführt werden kann, von besonderer Relevanz. Neben Training und Beratungen zu anderen prophylaktischen Maßnahmen könnten auch Informationen zum Umgang mit wiederauftretenden Symptomen für S. eine Bedeutung haben.

5.3.3   Anschlussfähigkeit/Differenzerfahrung in der Abschlussphase

Mit der Veränderung viabler Gesprächsinhalte Abschn. 5.3.2 wird mit großer Wahrscheinlichkeit auch die Anschlussfähigkeit von Kommunikationsimpulsen verändert. Gesprächsthemen, die in der Interventionsphase relevant waren, sind in der Abschlussphase eventuell von geringem Interesse für die Patient*innen. So beginnt für die Behandelnden die erneute Suche nach anschlussfähigen Inhalten, die keine zu großen Perturbationen bei den Patient*innen erzeugen, ohne dabei die notwendigen Differenzerfahrungen zu vernachlässigen.

In beiden Therapien bieten sich Anknüpfungspunkte an, die sich am zukünftigen Alltag von R. und S. orientieren. Liegen weiterhin Reststörungen vor, sind diese, beziehungsweise der alltagsorientierte Umgang mit diesen, im Rahmen von Beratungen zu thematisieren, oder in vivo in den jeweiligen konkreten Alltagssituationen zu erleben und therapeutisch zu begleiten. Zu berücksichtigen ist dabei die eventuell wieder stärker werdende Autopoiese von R. und S. sowie deren Angehörigen.

5.3.4 Autopoiese der Patient*innen in der Abschlussphase

Bei fortschreitender Entkoppelung kann es zu einem Erstarken der Autopoiese der Patient*innen und deren Angehörigen kommen. Insbesondere, wenn die Behandlungsergebnisse zwar die vereinbarten Ziele, nicht aber den, häufig unausgesprochenen, Wünschen der Beteiligten entsprechen. Mit zunehmendem Selbstbezug nimmt auch die perturbierende Wirkung der Kommunikationsinhalte zu Abschn. 5.3.4. So stehen Ärzt*innen, Pfleger*innen und Therapeut*innen in der Abschlussphase vor der Herausforderung, die zunehmende Autonomie der Patient*innen zu fordern und zu fördern und gleichzeitig die Kommunikation so zu gestalten, dass sie bei den Betroffenen weiterhin anschlussfähig ist.

In der Therapie der Redeflussstörung im Kindesalter können, je nach Therapiestand, sowohl R. als auch die Eltern das Gefühl bekommen „Das hat ja so gut wie gar nichts gebracht", beispielsweise wenn die notwendigen Verhaltensänderungen nicht ausreichend umgesetzt werden. Komplex wird die Situation, wenn eine Partei Fortschritte wahrnimmt, die andere nicht. Hier gilt es in flexiblen Beratungssituationen unter Berücksichtigung der jeweilig anschlussfähigen Gesprächsinhalte, sowie dem wieder erstarkenden Selbstbezug der Beteiligten, die Blickwinkel von R. und den Eltern zu spiegeln und das Augenmerk auf weitere, eventuell den Blick verändernde Aspekte zu lenken, sowie stattgefundene Veränderungen hervorzuheben.

In der Therapie der Stimmstörung im Erwachsenenalter kann es in der Abschlussphase zu dem Phänomen kommen, dass S. einerseits mit erstarkendem Selbstbezug immer weniger therapeutische Kommunikationsimpulse als anschlussfähig anerkennt, andererseits aber das Ende der Therapie herauszögert und letztere lieber fortsetzen will. An dieser Stelle bedarf es mittels Beratungsgesprächen die Intentionen und Wünsche von S. herauszufinden und entweder an der Fortsetzung der Abschlussphase festzuhalten oder in die Interventionsphase zurück zu kehren.

5.3.5   Kommunikation ist Perturbation in der Abschlussphase

Durch die Veränderungen innerhalb der strukturellen Koppelungen Abschn. 5.3.1, den als viabel empfundenen Kommunikationsimpulsen Abschn. 5.3.2 sowie der erstarkenden Autopoiese Abschn. 5.3.4 kann es zu einer verstärkt perturbierenden Wirkung der jeweiligen Gesprächsinhalte kommen. Ärzt*innen Pfleger*innen und Therapeut*innen sollten trotz eines nahenden Behandlungsendes aufmerksam bleiben, eventuell Rückbezug auf die getroffenen Zielstellungen nehmen und die eigene Kommunikation bestmöglich an den aktuellen Themen der Patient*innen auszurichten.

In beiden Therapien sollten die Therapeut*innen auf Anzeigen achten, die darauf schließen lassen, dass R. oder S. die aktuellen Kommunikationsinhalte ablehnen. Es gilt kommunikativ bestmöglich die Anschlussfähigkeit hoch zu halten, um so die perturbierende Wirkung der Kommunikation zu reduzieren.

5.3.6   Deutung von Kommunikation in der Abschlussphase

Durch die zunehmende Fokussierung auf das Ende der Behandlung kommt es auch im Handlungsspielraum der Patient*innen sowie der Angehörigen zu Veränderungen. Dies kann auch Auswirkungen auf die Deutung von Kommunikation haben. So verlieren zum Beispiel Übungen oder Trainings, die während der Behandlung wie selbstverständlich durchgeführt werden, an Bedeutung. Gespräche/Beratungen zu Behandlungsinhalten werden mit Blick auf den kommenden Alltag ohne Begleitung von Ärzt*innen, Pfleger*innen und Therapeut*innen weniger relevant. Die Behandelnden sollten auf diese Veränderungen eingehen, auch wenn sie aus deren Sicht einem erfolgreichem Behandlungsende im Weg stehen und auf die veränderte Kontingenz der Patient*innen eingehen.

Für beide Therapien müssen die Therapeut*innen auf Veränderungen in den Deutungsmustern von R., S. und anderen Beteiligten der Therapie achten. Das Üben und Trainieren von Verhaltensweisen und die damit verbundenen Anleitungen und Gespräche verlieren aus Sicht von R. und S. an Viabilität und werden in der Abschlussphase anders gedeutet als in der Interventionsphase. An Bedeutung gewinnen Gespräche und Beratungen über den kommenden Alltag ohne therapeutische Unterstützung.

Transfer in die Praxis

Zum Abschluss einer Behandlung entstehen ähnliche Situationen wie in der Startphase, nur in die andere Richtung. Während es zu Beginn der Behandlung darum geht, mittels Kommunikation eine strukturelle Koppelung aufzubauen, zu festigen und dabei bereits Ziele und Behandlungsinhalte zu besprechen, geht es zum Ende der Behandlung darum, die strukturellen Koppelungen, ebenfalls mittels kommunikativer Elemente, wieder zu lösen und dennoch über die erreichten Ziele und die vergangene Behandlung zu sprechen.

In der Behandlung geht es darum, die gemeinsame Ziele des Behandlungsteams zu erreichen. Bei aller Individualität steht häufig im Fokus, den Gesundheitszustand der Patient*innen zu verbessern, eine eingetretene Verschlechterung zu stoppen, oder eine progrediente Verschlechterung zu verlangsamen. In der Abschlussphase werden nun die Patient*innen mit der aktuellen Zielerreichung auf den Weg in den Alltag ohne behandlungsspezifische Unterstützung kommunikativ vorbereitet.

Auf eine Besonderheit sei an dieser Stelle abschließend hingewiesen: Es kann vorkommen, dass die Beteiligten der Behandlung sich inhaltlich in unterschiedlichen Behandlungsphasen befinden. So ist beispielsweise die Behandlung aus Sicht der Behandelnden kurz vor dem Abschluss, während die Patient*innen sich noch mitten in der Interventionsphase befinden. Möglich ist auch, dass die Behandelnden sich noch mitten in der Startphase wähnen, während die Patient*innen bereits auf Interventionen warten. Da jede Phase, wie in diesem essential beschrieben, ihren eigenen kommunikativen Regeln unterliegt, kann es so zu Missverständnissen und Behandlungshindernissen führen. Es sind die Ärzt*innen, Pfleger*innen und Therapeut*innen, die aus ihrer professionellen Sicht einerseits den Patient*innen und deren Angehörigen regelmäßig eine Struktur und den aktuellen Stand im Behandlungsverlauf vorstellen sollten und andererseits bei auftretenden Irritationen diese mittels Kommunikation oder Metakommunikation klären sollten.

Was Sie aus diesem *essential* mitnehmen können

- Das interaktive Reasoning gewinnt durch eine systemisch-konstruktivistische Ausdeutung wesentliche Aspekte und Betrachtungsebenen hinzu, die zu einer personenorientierten Gestaltung der Kommunikation in der Behandlung beitragen können
- Sämtliche Behandlungsphasen sind geprägt von Interaktionen und Kommunikation. Eine Berücksichtigung der Wünsche von Patient*innen und deren Angehörigen unterstützt die Betroffenen dabei, die Viabilität der Behandlungsinhalte zu erkennen, beziehungsweise sich eine eigene Relevanz zu bilden, sowie die Kommunikationsinhalte an das eigene Wissensnetz anzuschließen
- Beratung ist ein bedeutender Bestandteil von Behandlungen. Die Einbindung der Interessen und Fähigkeiten der Patient*innen und deren Angehörigen mittels der Prozessberatung scheint einem reinen Vortrag von Informationen im Rahmen der Fachberatung dabei deutlich überlegen
- Akzeptieren Ärzt*innen, Pfleger*innen und Therapeut*innen eine abweichende Kontingenz der Patient*innen und deren Angehörigen von der eigenen, können sie Erklärungen für aus ihrer Sicht hinderliche oder falsche Äußerungen der Betroffenen finden und, durch eine Änderung in der eigenen Kommunikation, die Handlungsspielräume der Betroffenen berücksichtigen und letztlich die Personenorientierung in der Behandlung erhöhen
- Berücksichtigen die Behandelnden den Aspekt, dass jedwede Kommunikation eine Störung „Perturbation" für die Betroffen darstellt, erklären sich dadurch ablehnende Reaktionen auf Äußerungen, die aus Sicht der Ärzt*innen, Pfleger*innen oder Therapeut*innen nur folgerichtig sind. Begeben sich die Behandelnden auf die Suche nach Themen, an denen die Betroffenen echtes Interesse haben und schließen die Behandlungsinhalte an diese Themen an, wird die perturbierende Wirkung der Kommunikation reduziert und die

© Der/die Herausgeber bzw. der/die Autor(en), exklusiv lizenziert an Springer-Verlag GmbH, DE, ein Teil von Springer Nature 2023
A. Wolfs, *Systemisch-konstruktivistisches Interaktives Reasoning*, essentials, https://doi.org/10.1007/978-3-662-68282-1

Patient*innen können die Informationen eher in ihr eigenes Wissensnetz einbauen.

Literatur

AWMF. *Leitlinien-Details: S3-Leitlinie Redeflussstörungen, Pathogenese, Diagnostik und Behandlung.* AWMF: Arbeitsgemeinschaft der Wissenschaftlichen Medizinischen Fachgesellschaften e. V. https://register.awmf.org/de/leitlinien/detail/049-013.

Baumann, E., & Hurrelmann, K. (2014). Gesundheitskommunikation: Eine Einführung. In K. Hurrelmann & E. Baumann (Hrsg.), *Handbuch Gesundheitskommunikation* (S. 8–17). Huber.

Baumfeld, L., Hummelbrunner, R. & Lukesch, R. (2009). *Instrumente systemischen Handelns: Eine Erkundungstour.* Rosenberger.

BfArM. (2021a). *ICD-10-GM Version 2022: Kapitel V Psychische und Verhaltensstörungen (F00-F99)* [Verhaltens- und emotionale Störungen mit Beginn in der Kindheit und Jugend(F90-F98)]. BfArM: Bundesinstitut für Arzneimittel und Medizinprodukte. https://www.dimdi.de/static/de/klassifikationen/icd/icd-10-gm/kode-suche/htmlgm2022/block-f90-f98.htm.

BfArM. (2021b). *ICD-10-GM Version 2022: Kapitel XVIII Symptome und abnorme klinische und Laborbefunde, die anderenorts nicht klassifiziert sind (R00-R99)* [Symptome, die die Sprache und die Stimme betreffen]. BfArM: Bundesinstitut für Arzneimittel und Medizinprodukte. https://www.dimdi.de/static/de/klassifikationen/icd/icd-10-gm/kode-suche/htmlgm2022/block-r47-r49.htm.

DGPP. (2016). *Pathogenese, Diagnostik und Behandlung von Redeflussstörungen: Evidenz- und konsensbasierte interdisziplinäre S3-Leitlinie* [AWMF-Registernummer 049–013]. DGPP: Deutsche Gesellschaft für Phoniatrie und Pädaudiologie.

DGPP. (2022). *Diagnostik und Therapie von Störungen der Stimmfunktion (Dysphonien): S2k-Leitlinie* [AWMF-Registernummer: 049–008]. DGPP: Deutsche Gesellschaft für Phoniatrie und Pädaudiologie.

DIMDI. (2005). *ICF: Internationale Klassifikation der Funktionsfähigkeit, Behinderung und Gesundheit.* DIMDI: Deutsches Institut für Medizinische Dokumentation und Information. https://www.dimdi.de/dynamic/.downloads/klassifikationen/icf/icfbp2005.zip.

Egger, J. W. (2015). *Integrative Verhaltenstherapie und psychotherapeutische Medizin.* Springer.

Grohnfeldt, M. (2016). Beratung und Gesprächsführung in der Sprachtherapie. In M. Grohnfeldt (Hrsg.), *Kompendium der akademischen Sprachtherapie und Logopädie: Band 1: Sprachtherapeutische Handlungskompetenzen* (S. 232–246). Kohlhammer.

Herdlitzka, M. (2014). *Ziele erreichen: (Selbst-)Coaching in Gesundheitsberufen.* Springer.

Maturana, H. R. (1987). Kognition. In S. J. Schmidt (Hrsg.), *Der Diskurs des radikalen Konstruktivismus* (S. 89–118). Suhrkamp.

Siebert, H. (2005). *Pädagogischer Konstruktivismus: Lernzentrierte Pädagogik in Schule und Erwachsenenbildung* (3., überarbeitete und erweiterte Aufl.). Beltz.

Siebert, H. (2009). *Selbstgesteuertes Lernen und Lernberatung: Konstruktivistische Perspektiven* (3., überarbeitete Aufl.). Zentrum für interdisziplinäres erfahrungsorientiertes Lernen.

Siebert, H. (2012). *Didaktisches Handeln in der Erwachsenenbildung: Didaktik aus konstruktivistischer Sicht* (7., überarbeitete Aufl.). Zentrum für interdisziplinäres erfahrungsorientiertes Lernen.

Siebert, H. (2015). *Erwachsene – lernfähig aber unbelehrbar? Was der Konstruktivismus für die politische Bildung leistet.* Wochenschau.

Simon, F. B. (2020). *Einführung in Systemtheorie und Konstruktivismus* (9. Aufl.). Carl-Auer.

Sonntag, K., Reibnitz, C. v. & Strackbein, D. (2017). Haltung und Rollen in der Beratung. In C. v. Reibnitz, K. Sonntag & D. Strackbein (Hrsg.), *Patientenorientierte Beratung in der Pflege: Leitfäden und Fallbeispiele* (S. 77–82). Springer.

Steiner, A. (2009). *System Beratung: Politikberater zwischen Anspruch und Realität.* Sozialtheorie. transcript.

Watzlawick, P., Beavin, J. H. & Jackson, D. D. (2017). *Menschliche Kommunikation: Formen, Störungen, Paradoxien* (13., unveränderte Aufl.). Hogrefe.

Wolfs, A. (2018). Didaktisches Reasoning in der Sprachtherapie. *Sprache · Stimme · Gehör, 42*(03), 124–126. https://doi.org/10.1055/a-0625-5823.

Wolfs, A. (2019). *Konstruktivistische Sichtweisen in der logopädischen Therapie: Zielgerichtete Patientenorientierung durch eine einheitliche Begriffswelt.* Springer.

Wolfs, A. (2020). Didaktisches Reasoning in der Sprachtherapie. In U. Beushausen (Hrsg.), *Therapeutische Entscheidungsfindung in der Sprachtherapie: Grundlagen und 15 Fallbeispiele* (S. 262–270). Reinhardt.

Wolfs, A. (2022a). *Systemisch-konstruktivistisches Clinical Reasoning: Im Präsenz- und Telesetting für Mediziner und Therapeuten.* Springer.

Wolfs, A. (2022b). *Systemisch-konstruktivistisches Didaktisches Reasoning: Lernen im Behandlungsprozess mit Beispielen aus der Sprachtherapie.* Springer.

Printed in the United States
by Baker & Taylor Publisher Services